U0197302

面部年轻化综合诊疗原理与实践

Decision Making in Aesthetic Practice

The Right Procedures for the Right Patients

面部年轻化综合诊疗原理与实践

Decision Making in Aesthetic Practice
The Right Procedures for the Right Patients

Vincent Wong 原著

杨蓉娅 审校

廖 勇 沈 頔 译

北京大学医学出版社
Peking University Medical Press

MIANBU NIANQINGHUA ZONGHE ZHENLIAO YUANLI YU SHIJIAN

图书在版编目（CIP）数据

面部年轻化综合诊疗原理与实践/（英）文森特·王
（Vincent Wong）原著；廖勇，沈頔译.—北京：北京大学
医学出版社，2023.2
  书名原文：Decision Making in Aesthetic Practice：The
Right Procedures for the Right Patients
  ISBN 978-7-5659-2822-2

  Ⅰ.①面… Ⅱ.①文…②廖…③沈… Ⅲ.①面—
美容术 Ⅳ.①R622

中国国家版本馆CIP数据核字（2023）第001678号

北京市版权局著作权登记号：图字：01-2022-6273

Decision Making in Aesthetic Practice: The Right Procedures for the Right Patients , first edition, by Vincent Wong,
ISBN 978-1 - 032-04603-7

© 2022 Taylor & Francis Group, LLC

Authorised translation from the English language edition published by CRC Press, a member of the Taylor &
Francis Group, LLC

本书原版由 Taylor & Francis 出版集团旗下 CRC 出版公司出版，并经其授权翻译出版。版权所有，侵权必究。

Peking University Medical Press is authorized to publish and distribute exclusively the Chinese (Simplified
Characters) language edition. This edition is authorized for sale throughout Mainland of China. No part of the
publication may be reproduced or distributed by any means, or stored in a database or retrieval system, without the
prior written permission of the publisher. 本书中文简体翻译版授权由北京大学医学出版社独家出版并仅限在
中国大陆地区销售。未经出版者书面许可，不得以任何方式复制或发行本书的任何部分。

Simplified Chinese translation Copyright © 2022 by Peking University Medical Press. All Rights Reserved.

Copies of this book sold without a Taylor & Francis sticker on the cover are unauthorized and illegal. 本书封面贴
有 Taylor & Francis 公司防伪标签，无标签者不得销售。

面部年轻化综合诊疗原理与实践

译：廖 勇 沈 頔
出版发行：北京大学医学出版社
地　　址：（100191）北京市海淀区学院路38号　北京大学医学部院内
电　　话：发行部 010-82802230；图书邮购 010-82802495
网　　址：http://www.pumpress.com.cn
E-mail：booksale@bjmu.edu.cn
印　　刷：北京金康利印刷有限公司
经　　销：新华书店
责任编辑：李　娜　　责任校对：靳新强　　责任印制：李　啸
开　　本：787 mm×1092 mm　1/16　　印张：10.25　字数：255千字
版　　次：2023年2月第1版　2023年2月第1次印刷
书　　号：ISBN 978-7-5659-2822-2
定　　价：128.00元

版权所有，违者必究
（凡属质量问题请与本社发行部联系退换）

审校者简介

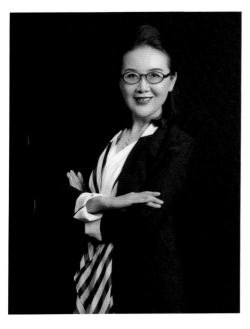

杨蓉娅，博士，主任医师，教授，博士生导师，专业技术少将军衔，享受国务院政府特殊津贴。现任解放军总医院第七医学中心全军皮肤损伤修复研究所所长、皮肤科主任、国家临床重点专科（军队项目）学科带头人。曾任第八、九、十、十一届全国人大代表。

先后承担国家及军队科研课题 21 项，发表学术论文 496 篇，主编及参编专业书籍 35 部；获得军队和地方医学科技成果奖 19 项，获得国家（实用新型）发明专利 24 项；创办国家级专业学术期刊《实用皮肤病学杂志》并任总编。

学术任职：泛亚地区面部整形与重建外科学会中国分会副主席，中国整形美容协会副会长兼微创与皮肤整形美容分会、激光美容分会副会长，中国女医师协会副会长，中华预防医学会皮肤病与性病预防与控制专业委员会主任委员，中华医学会医学美学与美容学分会候任主任委员，全军皮肤病专业委员会主任委员，中华医学会皮肤性病学分会常委兼医学激光学组组长，《中华医学美学美容杂志》副总编，《中华皮肤科杂志》《中国皮肤性病学杂志》《临床皮肤科杂志》《感染、炎症、修复》《中国真菌学杂志》《解放军医药杂志》等 10 余种学术期刊编委。

所获荣誉：第五届"全国十佳优秀科技工作者"称号，"全国妇女创先争优先进个人"称号，中国首届五洲女子科技奖——临床医学科研创新奖，全军首届杰出专业技术人才奖，全国"三八红旗手"称号，国之名医·卓越建树奖，中国首届医美行业科技人物"终身成就奖"，中国女医师杰出贡献奖，解放军医学院教学先进个人、优秀医学专家，获得中央军委授予的荣誉称号 1 次，荣立个人二等功 2 次、三等功 1 次，所带领的全军皮肤损伤修复研究所于 2011 年被全国妇联授予"全国三八红旗集体"称号，荣立集体三等功 4 次，先进党支部、先进基层单位和先进科室等 11 次。

译者简介

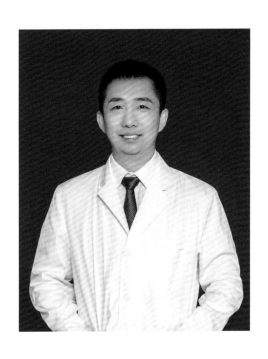

　　廖勇，现任华熙生物药械线医学事务中心医学总监，原解放军总医院第七医学中心皮肤科主治医师，医学博士。硕士阶段师从廖万清院士，博士阶段师从杨蓉娅教授，长期致力于问题皮肤和面部年轻化综合诊疗方案的制订及临床应用（药物、光声电、注射及再生医美技术）。在国内外期刊发表论文30余篇，其中SCI收录论文20篇。《微针治疗操作规范团体标准》（2021年版）、《微针治疗临床应用中国专家共识》（2022年版）执笔人。主译专著6部：《美容微针疗法：基于循证医学的全球视角》《再生医美治疗技术与临床应用》《美容微针疗法临床应用指南》《敏感性皮肤综合征（第2版）》《Plewig & Kligman痤疮与玫瑰痤疮（第4版）》和《皮肤美容激光与光治疗（第4版）》。作为主研人获得国家自然科学基金及北京市自然科学基金支持，并入选北京市科技新星培养计划。任中华医学美容培训工程专业委员会委员、北京医学会皮肤性病学分会青年委员、中华预防医学会皮肤病与性病预防与控制专业委员会青年委员、中国非公立医疗机构协会整形与美容专业委员会青年委员。

译者简介

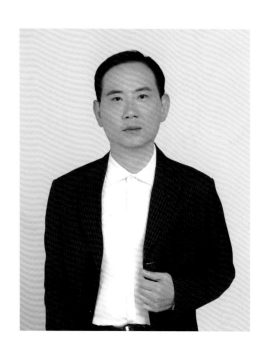

　　沈頔，现任华熙生物药械线医学事务中心高级医学经理，原第二军医大学附属长海医院整形外科博士研究生毕业，中国医师协会美容与整形医师分会会员。长期从事整形外科及微整形注射工作，熟悉面部解剖及常规美容项目操作，擅长依据不同求美者制订个体化整体抗衰诊疗方案。在国内外期刊发表论文 10 余篇，参编专著 2 部，参与国家科研基金项目 2 项。

原著者名单

Sue Ann Chan
Consultant Dermatologist
Skin Clinic Victoria Street
    and Harley Street
King's College Hospital NHS
    Foundation Trust
Beckenham Beacon
London, UK
and
Princess Royal University Hospitals
Orpington, UK

Darika de Bacq Rose
Aesthetic Doctor
Dr Rose Club
Wirral, UK

Adnan Erdem
Plastic, Reconstructive
    and Aesthetic Surgeon
Private Practice
Bursa, Turkey

Chris Gill
Aesthetics Business Consultant
Allergan Aesthetics
London, UK

Kelly Morrell
Hair Restoration Consultant & Scalp
    Micropigmentation Technician
The Private Clinic of Harley Street
London, UK

Naomi O'Hara Collins
Scalp Micropigmentation Technician
Naomi O'Hara Permanent Cosmetics
Portsmouth, UK

Alexander Parys
Aesthetic Doctor
Dr Alexander James Aesthetics
Manchester, UK

Mehmet Veli Karaaltin
Professor of Plastic, Aesthetic
    and Reconstructive Surgery
Karaaltın Plastic Surgery Clinic
Istanbul, Turkey

Sarah Whitehead
Aesthetic Nurse
SW Aesthetics Training Ltd
Ashbourne, UK

Frederick Wong
Digital Graphics and Creative Designer
Johor Bahru, Malaysia

Vincent Wong
Cosmetic Doctor
VINDOC Aesthetics
London, UK

译者前言

随着社会经济的发展和人类预期寿命的延长，大众越来越关注自身全生命周期的生活质量，同时也衍生出对于自身年轻化及容貌美化的需求，并推动美容医学的发展和进步。

美容医学是一门由美容外科学、美容皮肤科学、美容牙科学等分支学科组成的学科体系，是与临床医学并列的医学学科。但美容医学又有其特殊性，其与临床医学的本质区别就在于：其服务对象"医美就诊者"是一类没有明显躯体器官病变、没有功能障碍、非疾病状态、主动追求自身年轻化或美化而就医的爱美人群。这种特殊性就要求一名合格的医美从业者除了具有必备的医疗专业技能外，还要兼具诸多延展的知识和技能，并对整个医美诊疗过程有着清醒且全面的认识和丰富的实践经验。

本书通过体系化的专业内容，从一名医美从业者的视角，以对医美就诊者需求的咨询评估、诊疗原理分析、治疗行为实践直至后期效果随访的完整时间轴为主体逻辑，系统阐述了医美从业者所需掌握的专业医美咨询评估知识，并提供了行之有效的建议和实践工具。同时，本书从面部衰老相关的解剖和美学区域入手，系统论述了皮肤、额区、眶周区、鼻部、颊部、口周区、颏区、下颌线与颈部、头皮与毛发区域常见的衰老表征及原因、治疗原理、个体化治疗方案实践及效果评价等知识，并展示了作者临床实践中积累的大量有价值的实操案例（全书50%篇幅）。案例详述了具体的评估、方案设计、临床实操、预后与长期疗效随访的流程和效果呈现，尤其是非手术和手术治疗方法的权衡选择以及联合应用，对于临床医美从业医生具有较高的参考价值。

我们秉持认真严谨的态度将原著翻译成中文，希望有助于广大从业医生提升对医美咨询评估专业体系的认知，以期在美容医学临床实践工作中更好地为医美就诊者制订和实施个体化的治疗方案。由于水平有限，若有翻译不当之处，恳请各位同行斧正。

廖 勇 沈 頔

原著前言

　　创作本书是源于我对医美事业的热爱——目的是帮助医生更好地开展临床工作，同时也能够教育患者并为他们提供更新和更好的治疗方案。

　　医美从业人员经常会面对患者提出的各种诉求，有些患者看似可以直接进行治疗，但其实他们还有更多的治疗方法可以选择。为了获得并呈现出自然的外观效果，治疗过程必须遵循一定的面部比例规律，同时充分了解患者诉求的根本原因，并与患者分享相关知识。本书按照我们依次关注的面部每个区域来安排章节，以帮助读者深入了解每个特定区域的解剖结构。

　　对于一个蓬勃发展且不断增长的行业，从业人员熟悉各种治疗技术非常重要。基于个人经验，我发现联合使用多种治疗技术通常比使用单一的治疗技术更为有效。因此，我非常高兴能在本书的各个章节中分享自己的临床经验和治疗建议。

　　由于面部美学涉及维度多，我有幸得到几位不同专业背景、受到业内尊重的合著者的帮助，才能够给读者提供一个全面的论述。为了给患者提供最好的治疗方案，我们必须理解医疗美容技术的局限性，一些患者更适合接受外科手术治疗。我很高兴本书能够阐述手术和非手术技术之间对于面部美学的协同作用和技术差异。

　　面部美学已经从"单纯追求除皱"发展成为一种更为全面的技术体系。在这个时代，我们的专业不再像以往那样只关注成年女性。我为本书的案例能够涵盖不同年龄、种族、性别和性取向的患者从而体现出的多样性感到欣慰。

　　撰写本书的目的是为了帮助和指导医美专业人员为患者制订最佳和最适合的治疗方案提供决策依据。我希望本书有助于读者在自己的工作实践中为合适的患者选择适合的治疗技术。

Vincent Wong

目　录

第1章 医美咨询

你永远没有第二次机会给患者留下第一印象。

医美咨询是与患者建立良好关系的关键步骤。这是一个能够让你了解患者需要什么，是什么促使其寻求你的服务，以及你如何帮助其满足需求的机会。一个成功的医美咨询需要牢记以下三点：

- 医美从业者倾听患者需求的效果如何。
- 医美从业者解释治疗方案的效果如何。
- 医美从业者回复患者疑问的效果如何。

医美领域的咨询方法不断发展，现已形成两种不同的模式。

第一种模式是针对需求提供"事务性咨询"。这使得医美从业者在进行治疗前有时间完成必要的文本工作。他们发现这类咨询经常是患者主导，患者已经知晓自己想要接受哪些治疗及其预算范围。患者本质上是在进行自我诊断，然后告知医生自己应该接受的治疗方式是什么。但这并不理想——这种程序化的咨询通常最多花费 20~30 分钟，有时咨询结束后会随即进行治疗。咨询的目的是预约一个特定的治疗项目（例如皮肤填充注射），这会形成一种预设，即咨询的目的仅专注于某种特定的治疗技术及其治疗效果。这种模式没有给医美从业者提供向患者宣教的机会，让患者了解所有可行的治疗方案。然而，这是一种高效的商业化咨询模式，可通过咨询直接获得经济效益，并能让患者在单次就诊期间就接受治疗。多数医美从业者的医美从业生涯是始于这种模式，有些则一直会采用这种模式。

另一种模式是"以患者为中心"，即专注于了解患者的需求并对患者进行宣教，以便其更好地理解"是什么原因导致其自身出现某些情况和问题"。医美从业者将主导咨询过程，并推荐他们认为将为患者带来最佳疗效的治疗技术或治疗方案，而非仅关注于患者咨询前自己预先想要进行的治疗。这种咨询用时可长达 60 分钟，通常会鼓励患者之后再次预约并接受治疗。这种模式专注于患者本身，而非针对特定的治疗技术，并且它将为未来的医患关系定下基调。这将是患者诊疗过程中最为重要的部分。请铭记，患者首诊时的预算可能与其复诊时的预算相差很大，特别是当面对超出患者预期的特定治疗方案时。这是一种能够带来增值的咨询服务。医美从业者可从中寻求机会教育患者，传授他们的专业知识，并提供一个以患者为中心的治疗方案。

以下是一个"以患者为中心"的咨询如何使患者和机构均受益的案例。一名患者现已坐在候诊室，正与另一名新诊患者讨论其既往的首诊经历。他们对于治疗赞赏有加，但对于咨询过程和其获取的知识评价不高。想象一下，已诊患者对新诊患者这样讲："你以前肯定没有经历过这样的咨询。"在一个口碑决定成功的行业，可以想象如果你咨询过的每位患者都对其家人和朋友说出类似的话，那最终你将能收获到什么。

咨询应该从何时开始？

虽然并非总是显而易见，但当患者首诊时，咨询就已经开始。然而在此之前，医美从业者需要关注一些重要的执业技巧。

网站就是你的虚拟接待员，它有助于反复多次地向患者传达准确信息。同样，这也适用于社交媒体和数字广告，事实上还有你可以自由发表内容的任何类型的平台。这些都是咨询过程中向你潜在的患者宣教的理想平台。医美行业中经常会听到"患者预期管理"这个名词，这就是你开始管理的平台。

潜在患者下一步最有可能的就是开始寻求预约咨询。目前有多种方式可以进行预约，但无论以何种方式，它仍是一个教育患者的机会。通过短信、语音和电子邮件等，解释你们是如何工作的以及如何满足患者的需求，这有助于为患者就诊奠定基础。

在你约见患者前，很可能会有其他人员迎接来院的患者。无论这种体验是正面的还是负面的，它都会对患者进入诊室时的心态产生显著影响。确保上述体验高于他们的预期，坚持以眼神交流、微笑和积极的语气来问候患者，这非常重要。这总会受到患者的认可，即使他们不总是表现出来。让接待患者的人员明确告知患者在咨询前需要做什么。无论患者坐在哪里，是阅读医疗文书还是完成治疗问卷，让患者感受到被重视和被关注非常重要。

上述流程可能看似简单，但对于你自身而言，坚持做好才是一种挑战。如果你做得很好，患者在进入诊室时就已经接受良好的宣教并能积极配合治疗。

怎么做才能使咨询变得有效？

咨询前要求患者完成一份治疗调查问卷，这将有助于他们自我规划并表达自己的关注点，同时能让你更好地了解他们的预期。这类调查问卷有很多版本（如图 1.1 所示）。最重要的是要确保它被患者定位为咨询的一个重要组成部分，而不仅仅是一个销售工具。如果患者认为完成问卷是有意义的，那么这些信息将有助于进行下一步的咨询 [请参见下文中的关键绩效指标（KPIs）]。

医美兴趣问卷表

日期 : ＿＿＿＿＿＿＿＿＿＿＿

患者姓名 : ＿＿＿＿＿＿＿＿＿

出生日期 : ＿＿＿＿＿＿＿＿＿

本次就诊主要目的 :

＿＿＿＿＿＿＿＿＿＿＿＿＿＿＿＿＿＿

＿＿＿＿＿＿＿＿＿＿＿＿＿＿＿＿＿＿

＿＿＿＿＿＿＿＿＿＿＿＿＿＿＿＿＿＿

＿＿＿＿＿＿＿＿＿＿＿＿＿＿＿＿＿＿

＿＿＿＿＿＿＿＿＿＿＿＿＿＿＿＿＿＿

您所关注的问题 :

□怎样相较年龄显得状态更好

□怎样改善困扰多年的问题

□怎样显得更具有吸引力

□其他 :＿＿＿＿＿＿＿＿＿＿

＿＿＿＿＿＿＿＿＿＿＿＿＿＿

既往是否咨询过或接受过医美治疗？　　　可接受的医美治疗频次

□ 是　　　　　□ 否　　　　　□间隔数天　　　　□每周　　　　□每月

选择 3 个您认为　　　□倦容减少　　　□下垂减轻　　　□面部显得更瘦

最能体现治疗后外观　　□怒容减少　　　□显得更年轻　　　□面部轮廓更柔和

和气质变化的表述　　　□哀容减少　　　□显得更有吸引力

请按照个人兴趣圈选部位

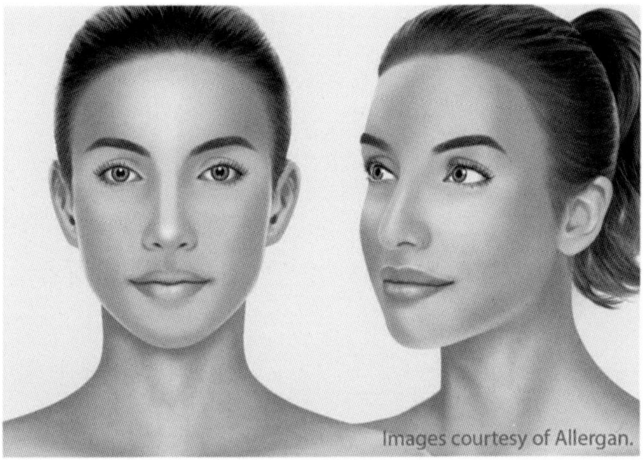

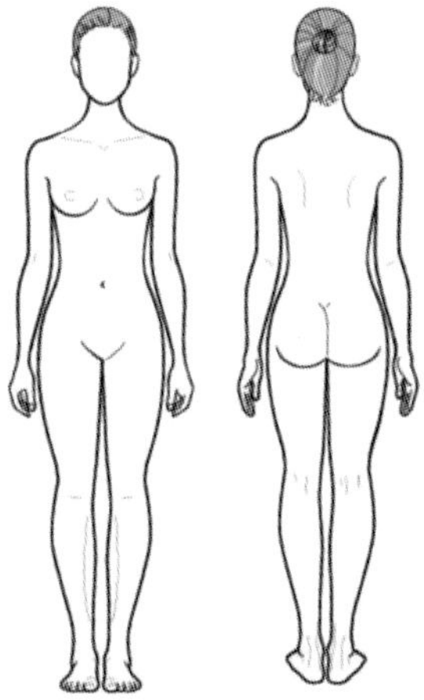

图 1.1　医美兴趣问卷表（©2021 Allergan; used with permission; all rights reserved.）

自我评价目前的肤质　　　　　差　　　一般　　　好　　　非常好　　　特别好
（请圈出合适的答案）

您最想改善肤质的哪方面　　　水润度　　　弹性　　　平滑度　　　肤色
（请圈出合适的答案）

以下让您感兴趣的治疗方法 / 产品是：
（请圈出感兴趣的治疗方法）

改善皮肤	改善面部	改善轮廓	其他
皮肤注射剂	面部填充剂	减脂术	激光脱毛
皮肤类产品	除皱剂	隆胸术	毛发移植
激光治疗	面部提升术	乳房整形术	涂蜡脱毛
换肤治疗	耳整形术	腹部整形术	唇整形术
微晶磨削	减脂 - 下颏	蝴蝶袖整形术	瘢痕整复术
面部护理	鼻部手术	隆臀术	
皮肤紧致	眼睑整形术		
	眉整形术		

您是如何了解到我们的　　　　　　　　　联系方式

☐私人医生　　　☐搜索引擎　　　☐我愿意接受关于新产品 / 新趋势 / 诊所的信息

☐保险公司推荐　☐社交媒体平台　☐可就与诊所预约面诊的问题进一步联系我

☐广告或期刊　　☐研讨会

☐朋友或亲属　　☐其他

电话号码：＿＿＿＿＿＿＿＿＿＿＿＿＿＿＿＿＿＿＿＿

电子邮箱：＿＿＿＿＿＿＿＿＿＿＿＿＿＿＿＿＿＿＿＿

签名：＿＿＿＿＿＿＿＿＿＿＿＿＿＿＿＿＿＿＿＿

Prepared by Allergan，January 2017，INT/0318/2016（1）

图 1.1（续）

咨询过程应该包括以下步骤：

- **评估**：这是医美专业人员评估患者健康状态和动机并提供专业建议的必要步骤。评估患者的动机和预期将有助于你合理化满足患者的需求，因为患者的需求与其认知所需的治疗往往并不匹配。例如，一位皮肤薄并伴有光损伤的患者要求接受埋线治疗来改善皱纹；然而，该患者可能首先需要接受其他治疗来改善肤质，以确保后续埋线治疗的疗效。
- **病因宣教**：在这一步，医美专业人员会对患者进行皮肤和面部解剖学知识的宣教，包括时程性衰老（chronological ageing）对皮肤、脂肪、肌肉和骨骼的影响。这有助于患者理解他们在照镜子时内心的担忧所产生的原因。
- **提供治疗建议**：这是医美专业人员提供具体治疗建议的机会（基于前两步），这一步也将同时满足患者的预期和需求。
- **治疗宣教**：提出治疗建议后，医美专业人员应就所提出的治疗建议的具体细节对患者进行宣教（例如作用机制、逐步操作的过程、痛感、休工期和治疗费用）。

当医美从业者提供的疗效达到或超出患者预期时，咨询就是成功的。咨询的过程可能会有所不同，但采取不同的方法来强化你输出的内容是很有必要的。毕竟，人们有四种独特的学习类型[1]：

- **视觉型**：更喜欢通过图像、图表和图形来学习。
- **听觉型**：更喜欢通过听觉来学习。
- **读写型**：更喜欢通过读、写来学习。
- **触觉型**：更喜欢通过重现、练习和实践体验来学习（"触觉学习者"）。

由于 50%～70% 的人都具有一种以上的学习方式（多模式学习者），因此在咨询过程中使用多种工具来满足所有学习类型患者的需求非常重要[1]。咨询过程中如何自我定位很重要。如果可能的话，最好设置两个独立的空间。第一个更为正式，需要一张桌子来与患者进行交流。你可以坐在桌子后面或患者旁边，这基于你的个人喜好。确保患者坐得舒适，双脚能接触到地面，避免有受困的感觉。这里是进行大部分对话的场景，包括完成患者问卷表、初步评估和病因宣教。这对于那些对听觉学习行为敏感的个体来说非常理想。

第二个空间是沙发治疗区。在这个区域内对患者进行身体评估，展示你将如何进行治疗；甚至可以让患者拿着手持镜，这样他们就可以看到并听到你所表达的内容是什么。部分医美专业人员可能会要求患者展示其想要达到的效果（患者通常会捏起自己的面部组织来展示需要填充的部位或拉起皮肤来展示需要提升的部位）。如果你可以演示产品（例如线材或不同硬度的皮肤填充剂），最好让患者接触到将会在治疗中所使用的产品。这部分咨询过程只有结合了视觉、听觉和触觉的学习行为模式，咨询的效果才会理想。

展示治疗操作前后效果的对比照片对于患者的宣教至关重要，特别是对那些视觉型和触觉型学习者。确保同时提供照片的解读信息，包括模特信息和治疗信息（阅读型学习者）。前后对比照片应该以专业的方式进行展示。如果你能投入时间掌握摄影、照明和持续拍摄高质量照片所需的设备相关知识，将有助于你开展业务。高质量的前后对比照片在咨询和营销中用于展示治疗效果时非常有价值。对于案例的评价都应该辅助图片（这是针对阅读型学习者的另一个有效工具）。部分医美专业人员可能更喜欢给患者提供关于特定治疗信息的宣传手册，这样患者可以带回家仔细阅读。

在对患者宣教时，检验其是否理解并接受你所讲述的内容也非常重要。通过询问一些是非判断题（需要"是"或"否"来回答的问题），可以判断患者是否理解你的解释。如果患者回答"是"，你就会开始与患者建立共识。你获得"是"的回答次数越多，患者就越有可能在几分钟后接受你提出的治疗方案。表 1.1 列出了一些患者常见的顾虑及应对策略，可以用来帮助患者打消他们的顾虑。

表 1.1　患者常见的顾虑及应对策略

常见的顾虑	应对策略
害怕治疗过程中的疼痛	接受相同治疗的患者或工作人员介绍他们的亲身经历和体验
害怕治疗引起并发症	提供关于该治疗安全性的资料
害怕预后不良	展示成功案例的前后对比照片
害怕治疗效果不自然	展示成功案例的照片
害怕休工期较长	提供关于恢复时间和治疗后护理的说明
害怕需要频繁的治疗	提供关于疗效维持时间的资料
害怕费用太高	提供分期付款计划或间断进行治疗

提出治疗方案和宣教后，下一步的咨询应该是评估患者的预期和治疗方案，并为患者安排治疗预约。这些都可以通过简单询问以下问题来完成：

- 您对这个治疗方案有什么想法？
- 您对这个治疗方案感兴趣吗？
- 您还有什么疑问需要我来解答吗？
- 您希望什么时候开始接受治疗？

如何判断咨询是否有效？

关键绩效指标（key performance indicators，KPIs）是指对于个人或企业表现是否良好至关重要的绩效指标。随着时间的推移，记录你的 KPIs 对评估效果和进展并预测未来趋势非常重要。

为了准确测评 KPIs 并获得有意义的结果，在咨询医疗保健专业人员前，必须向所有新诊患者发放一份"患者问卷调查表"（部分项目供患者说明就诊原因，即明确的需求）（如上述的医美兴趣问卷表）。每日工作结束时，必须在电子表格中记录以下数据：

- 患者明确的需求
- 新诊患者人数

- 调查问卷表的发放数量
- 咨询后接受治疗的人数（包括治疗方案中追加的额外治疗）

与咨询过程相关的 4 个 KPIs 如下：

- **咨询转化率**：可以让你掌握有多少患者的咨询行为转化为付费治疗行为。这个比率使你能在咨询过程中评估不同方法的调整（如增加前后对比照片）对转化效果的影响。可以用继续接受治疗的患者数量的直接百分比来评估。例如，你对 10 位患者进行了咨询，其中 8 位最终接受了治疗，你的咨询转化率为 80%。
- **追加转化率**：计算这个转化率的目的是通过为患者制订个性化的治疗方案来获得你可追加治疗的平均数。追加转化率的计算公式为：

$$\frac{确定的治疗数量}{预约咨询的患者数量} \times 100\%$$

应用以上公式，如果这 8 位成功转化的患者接受了多种治疗（基于你提供的个性化治疗方案），总共 15 次，你每次咨询的追加转化率为 15÷10×100%，即 150%。

- **特定治疗的转化率**：与咨询的销售技巧相关，这可以让你发现哪些吸引人的治疗技术转化率会高于其他治疗技术。
- **年度患者消费额**：患者初始宣教做得越好，就越有可能更多地消费。通过查阅超过一年的消费记录，你将会看到对患者的宣教效果是否符合预期。

挑战

获得可观的经济效益非常重要，但当患者的疗效超出其预期时，收到他们的正向反馈是非常令人鼓舞的。你可以扪心自问：你在从事医美工作中感到最满足的时刻是什么时候？是当患者接受 1 万英镑的治疗方案时，还是当患者因为你为其提供的治疗获得了满意的疗效而不禁开怀大笑时？

如果你维护好自己的患者，其他的业务就会随之而来。不要惧怕尝试新事物或开阔视野，因为成功的企业是建立于声誉之上的，而声誉是由诚实、个性化和贴心的咨询所成就的。

挑战既往的方法很简单。要想真正做好某件事，就需要激情、奉献精神和改变的意愿。未来，你会如何将其应用于你的咨询服务中呢？

医美诊疗的心理评估

审美是非常主观的。当涉及美学理念时，不存在"同一方案适合所有人"的治疗方法。有时，决定接受医美治疗可能会是一个艰难的决策，受到多种外部因素的影响。由于医美治疗是由患者发起的，我们必须认识到该决策背后复杂的心理动因。咨询期间必须评估患者的一般行为举止和个体反应，并且必须确认患者的真实动机。这将有助于我们判定患者是否适合接受治疗，因为许多心理障碍可能被隐藏了起来。如果没有进行详细的评估，我们选择的患者就有可能不适合，这时即使是正确且最佳的治疗也会产生"错误"的结果。

第一次见面时出现焦虑可能很常见，也可能会阻碍信息的留存和表达。此外，焦虑还会影响对治疗目的、治疗收益和并发症的正确认知。如上所述，在对患者宣教时，确认其是否理解和赞同你的观点非常重要。可以通过询问一些是非题来实现（需要用"是"或"否"来回答的问题）。

躯体变形障碍（body dimorphic disorder，BDD）在医美领域的患病率可高达53%[2]。因此，医美机构必须建立适当的心理评估和随后转诊至心理健康专业人员（心理或精神科医生）的流程。

适合接受医美治疗的患者具有以下特征：

- **没有明显的精神障碍**：接受医美治疗的理想患者应该具有良好的心理健康状态，没有外观焦虑和BDD。
- **明确的目标治疗部位**：理想的患者具有明确的美学目标，而不是急于同时改善所有目标部位或皮肤问题。
- **现实的预期**：非手术治疗适合于那些希望对自己的外观做出微小改变的患者。一般而言，他们会选择随着时间的推移而逐渐改善，而不是在短时间内发生显著变化；他们想要看起来处于最好的状态，而非试图扭转衰老的自然规律。他们还需知晓疗效会因为生活方式的不同而不同，所有的治疗操作都存在一定风险。
- **源于自我的动机**：这非常重要，因为适合的患者不应该感觉到有压力、被强迫，或被胁迫去接受治疗。患者不能把医美治疗作为一种解决潜在生活问题或渡过困难时期的方法（例如分居或饮食障碍）。此外，患者不能认为如果自己看起来更好，他们的生活就会发生改变（包括人际关系、社交技能或工作前景）。适合的患者知道他们可以完全掌控自己的身体和外观，并且很清楚为什么想要改变自己的外观。他们只会因为想要提高自己整体的幸福感才去接受治疗，而非为了取悦他人。

应避免为有精神障碍临床症状（如自残、重度抑郁症和自杀倾向）的患者进行治疗，可将其转诊并接受心理或精神评估。

一些临床工具有助于医美专业人员对患者进行心理评估：

- BDD 的 COPS 问卷表 [3]

该问卷可作为筛查问卷来辅助诊断 BDD。需要注意的是，只有训练有素的医疗专业人员才能诊断 BDD，但问卷可在你评估求美者时给予指导。该问卷假设患者没有明显的毁容或缺陷。该问卷还可以作为评估 BDD 确诊病例严重程度的标准，以观察治疗后症状是否有所改善。该调查问卷由 9 个问题组成。评分范围为 0 ~ 72 分，其中 72 分为最严重，得分低于 30 分被认为不太可能患有 BDD。

- 外观焦虑量表 [4]

该问卷只有 10 个项目，有助于对患者外观焦虑的严重程度进行评分。评分范围为

0～40分，其中40分是最严重，得分超过20分表明存在高风险。

- 心理评估的 STEP 方法 [5]

STEP 是一种快速且简便的方法，用于评估患者在咨询期间的整体动机。这4个简单步骤包括：

> 压力（stress）：医美专业人员确定患者的压力源及其重要性（例如眉间纹）。确保你可以看到这些压力源并确保其真实存在，而非被夸大。此时是一个很好的机会来询问是否有人告知患者应该接受此治疗（如果还没有这样做的话）。

> 目标（target）：允许患者描述自己的治疗目标，并优先考虑治疗的特定部位。确保这些压力源可见并真实存在。建议每次只关注一个目标。

> 预期（envision）：医美专业人员要求患者预测在接受治疗后的自我感知、情感和生活会如何不同或变得更好。此时是评估患者的回答是真实还是虚幻的好时机。如果是真实的，你能够提供治疗并满足患者的预期吗？

> 主动（proative）：如果目标明确、真实且可实现，医美专业人员应该积极主动，并为患者制订一个具体的治疗方案。

心理科转诊的阈值应该较低。如果需要，转诊应被定位为一种辅助手段，并成为患者建立信心、更好的自我认知，并减轻任何外部压力因素的方式（例如社交媒体的影响）。

结语

平衡患者的选择、商业利益和超出患者预期可能是一项非常艰难的任务。全面而详细的医美咨询能为你指引方向、提供正确的工具并做出恰当的选择。第一印象在医美诊疗过程中发挥着双向作用。初始的咨询是你给潜在患者留下深刻印象的机会，但同样，它也是你判断患者是否适合接受治疗的机会。

参考文献

1. Leite WL, Svinicki M, Shi, Y, "Attempted validation of the scores of the VARK: Learning styles inventory with multitrait–multimethod confirmatory factor analysis models," Educational and Psychological Measurement, vol. 70, no. 2, pp. 323–339, 2009.
2. Bjornsson AS, Didie ER, Phillips KA, "Body dysmorphic disorder," Dialogues in Clinical Neuroscience, vol. 12, no. 2, pp. 221–232, 2010.
3. Veale D, Ellison N, Werner TG, Dodhia R, Serfaty MA, Clarke A, "Development of a cosmetic procedure screening questionnaire (COPS) for body dysmorphic disorder," Journal of Plastic Reconstructive and Aesthetic Surgery, vol. 65, no. 4, pp. 530–532, 2012.
4. Veale D, Eshkevari E, Kanakam N, Ellison N, Costa A, Werner T, "The appearance anxiety inventory. Behavioural and cognitive psychotherapy," Behavioural and Cognitive Psychotherapy, vol. 42, no. 5, pp. 605–616, 2014.
5. Elsaie ML, "Psychological approach in cosmetic dermatology for optimum patient satisfaction," Indian Journal of Dermatology, vol. 55, no. 2, pp. 127–129, 2010.

第2章　皮肤

皮肤是人体最大的器官，由表皮层、真皮层和皮下层这三层组成[1-2]。表皮层（图 2.1）是皮肤的最外层，其中 80% 的表皮由角质形成细胞构成，其他细胞包括黑素细胞（色素细胞）、梅克尔细胞（位于高触觉敏感性部位的机械性感受器）和朗格汉斯细胞（负责人体免疫系统的一系列 T 细胞应答反应）。在深肤色类型的个体中，皮肤色素较多是由于黑素小体合成并传递至角质形成细胞的黑色素数量较多所致[1]。

表皮层下的真皮层（图 2.2）由结缔组织构成。结缔组织为皮肤提供弹性、柔韧性和强度，并将皮肤结构固定在一起。这些结构包括附属器细胞，例如皮肤中的大汗腺和小汗腺、皮脂腺、脉管系统和支配皮肤的神经。真皮层的主要成分是胶原蛋白（一种纤维蛋白），是一种皮肤内主要的抗压材料，而皮肤的弹性由纤维蛋白和弹力蛋白所提供[1]。

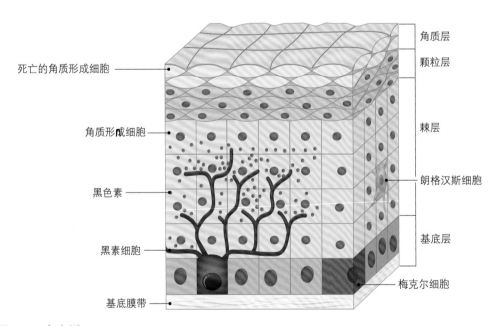

图 2.1　表皮层

皮肤的皮下层（也称为皮下组织，见图 2.2）位于真皮层下，由脂肪和结缔组织构成。该层为皮肤提供能量并隔绝热量，也赋予身体一定的轮廓和外形[2]。

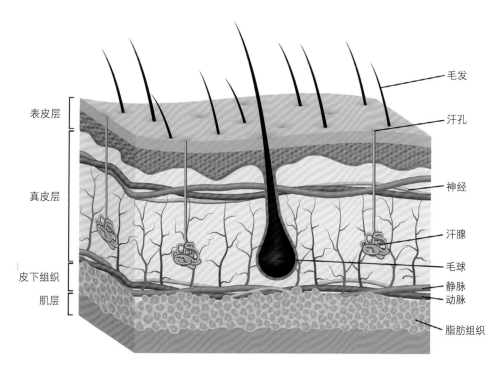

图2.2 表皮层、真皮层和皮下组织

皮肤衰老可分为皮肤表层的光老化和包括皮下组织在内的皮肤基础层次的结构性变化，这被认为是对面部和躯体软组织及轮廓变化影响最大的因素[3-4]。

从生化角度而言，光老化会导致皮肤中弹力纤维和 I 型胶原蛋白（人类皮肤细胞外基质中最主要的胶原类型）以及 III 型胶原蛋白的合成减少[5]。这一机制被认为是由紫外线（UV）暴露诱导合成的基质金属蛋白酶所造成。基质金属蛋白酶可通过上调转录因子 AP-1 和 NF-KB 的表达，从而降解细胞外基质中的胶原蛋白和弹力蛋白。环境因素损伤皮肤的主要方式是氧化应激，该氧化应激反应是由于酶（谷胱甘肽过氧化物酶、谷胱甘肽氧化酶、超氧化物歧化酶和过氧化氢酶）与非酶（维生素 C、E 和谷胱甘肽）体系的抗氧化能力降低造成的[6]。成纤维细胞也可因产生的活性氧簇（reactive oxidative species，ROS）而导致数量减少或功能受损，ROS 被证明可导致皮肤光损害而诱发衰老[7]。

衰老皮肤的临床表现为表皮层变薄，真皮层结构减少，致密性降低。皮下脂肪的减少也会导致面部和躯体失去原有的形态和轮廓（图 2.3）。

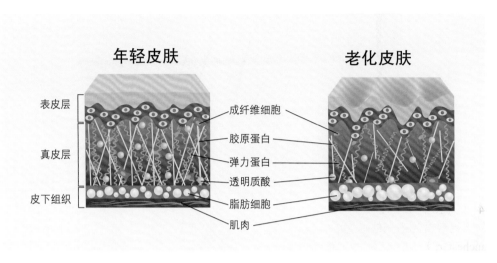

年轻皮肤　　　　　　　　老化皮肤

表皮层　　成纤维细胞
真皮层　　胶原蛋白
　　　　　弹力蛋白
　　　　　透明质酸
皮下组织　脂肪细胞
　　　　　肌肉

图 2.3　年轻皮肤与老化皮肤间的结构变化

胶原蛋白、弹力蛋白和透明质酸的合成

胶原蛋白是由真皮层成纤维细胞合成，其对维持紧致、健康和年轻的皮肤至关重要。真皮层主要由 I 型胶原蛋白和 III 型胶原蛋白构成。由于时程性衰老和光老化导致产生氧化应激产物（如基质金属蛋白酶、丝氨酸和其他蛋白酶），增加了胶原蛋白的降解，使胶原纤维含量显著降低。与此同时随着衰老，成纤维细胞合成胶原蛋白的数量也会减少[7]。

弹力蛋白是结缔组织中的一种高弹性蛋白，它可使我们的身体组织在拉伸后恢复原形。随着时程性老化，弹力蛋白合成减少而降解增加[8]。随着紫外线导致的光老化持续进展，真皮浅层和中层会出现大量异常弹性物质的蓄积，导致皮肤发生日光性弹力纤维变性，皮肤的抗牵拉强度相应降低（图 2.4 和图 2.5）。

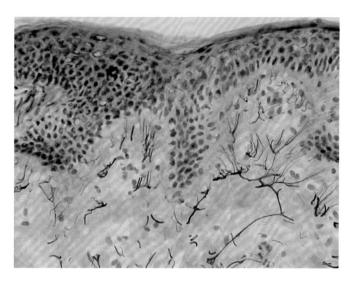

图 2.4　（×20 放大倍数）年轻志愿者的光防护皮肤：真皮浅层纤细的弹力纤维附着于基底膜，真皮层可见轻度光损伤的弹力纤维（Courtesy of Faculty of Biology, Medicine and Health, University of Manchester. ）

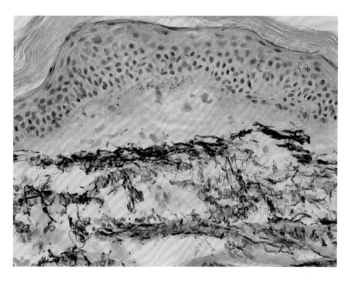

图 2.5　（×20 放大倍数）老年志愿者的光暴露皮肤：真皮层中存在大量光损伤导致的弹力纤维（Courtesy of Faculty of Biology, Medicine and Health, University of Manchester. ）

透明质酸（hyaluronic acid, HA）是人类皮肤中一种非常重要的成分，它具有独特的保水能力。HA 由被称为透明质酸合成酶的特定酶所合成，并通常存在于胞质膜的内表面。然后，HA 通过孔状结构被排出至细胞外结构中。HA 的体内代谢极其复杂[9]。随着光老化进程，HA 可通过自由基非酶机制被降解。

损伤愈合与再生

人体组织损伤后，机体会通过一系列的分子和生化机制进行组织的再生与修复。这些机制是医美治疗过程中皮肤再生的基础。损伤愈合有以下三个主要阶段：炎症阶段，继而是增生阶段，最后是重塑阶段[10]。

炎症阶段（前 48 小时内）

组织损伤后即刻发生血管反应，血细胞包括血小板和纤维蛋白聚集并沉积于损伤部位。这些反应会导致形成血凝块，从而封闭损伤区域，重建新的稳态。随后通过一系列的生化和分子炎症反应趋化免疫细胞至损伤部位。血液中趋化而来的单核细胞分化为巨噬细胞。巨噬细胞可释放生长因子，包括血小板源性生长因子（platelet-derived growth factors, PDGFs）和血管内皮生长因子（vascular endothelial growth factors, VEGFs）。这是损伤愈合过程从炎症阶段向增生阶段过渡的重要步骤。

增生阶段（48 小时至第 14 天）

该阶段对于封闭损伤部位至关重要，通过血管新生、纤维增生和再上皮化构建一个有效的屏障。血管新生并在损伤部位形成新基质后约第 4 天开始出现肉芽组织。随后是以成纤维细胞出现为特征的纤维增生过程，成纤维细胞主要负责合成新的基质。

重塑阶段（2 ~ 3 周）

重塑阶段对于细胞外基质的重组、降解和再合成必不可少。这一阶段试图恢复皮肤原有的正常组织结构。肉芽组织逐渐重塑，形成一个血管较少的瘢痕组织，胶原纤维数量增加，早期的炎症反应消退。上述过程通过各种分子和生化途径实现细胞迁移，并通过凋亡机制导致细胞死亡。

医美领域损伤愈合的概念构成了多数皮肤治疗的基础。通过对皮肤造成可控且有限的损伤，可有效地刺激皮肤再生和自我修复。这有助于新生胶原蛋白，恢复皮肤水分，消除组织下垂，维持皮肤厚度和弹性，缓解炎症和其他皮肤问题如色素沉着。这类治疗技术主要可分为三类：

- 局部和浅表治疗
- 基于能量的治疗
- 美塑疗法

局部和浅表治疗

局部和浅表治疗易于操作，并可对皮肤产生明显影响。这些方法通常是改善患者面部外观的"治疗起始点"，特别是那些希望预防出现衰老表现的年轻患者（预防性年轻化治疗）。本章将介绍的局部和浅表治疗包括：

- 维生素 C
- 维 A 酸
- 皮肤剥脱术
- 角质剥脱术
- 微晶皮肤磨削术

维生素 C

维生素 C（也被称为抗坏血酸或 L- 抗坏血酸）是用于皮肤的良好抗衰成分之一。维生素 C 不仅能促进胶原蛋白合成，也是一种有效的抗氧化剂，可以保护皮肤免受因紫外线照射产生的自由基的影响。

功效

维生素 C 可以均匀肤色，美白皮肤，淡化老年斑，促进胶原蛋白合成，改善粗糙的肤质、细纹、痤疮瘢痕和整体肤色暗沉。它可以中和自由基，通过帮助身体修复受损的皮肤细胞，从而使自身皮肤自然再生。研究表明，当维生素 C 与其他抗氧化剂（如维生素 E）联合使用时，维生素 C 的效果会相应提高。两者联合使用可使皮肤抵抗紫外线和自由基损伤的能力提高一倍[11]。

作用机制

维生素 C 是皮肤美白的关键成分，因其可以抑制黑色素合成并通过均匀肤色来抑制棕色色斑的产生。它还可以抑制炎症。此外，它甚至可以通过中和自由基来保护皮肤避免出现因紫外线照射所致的癌前病变[12]。维生素 C 具有高酸性和强烈的苦味，所以当用于皮肤时，皮肤可通过加速胶原蛋白和弹力蛋白的合成从而启动自我"愈合"[13]。

适用人群

维生素 C 具有极高的安全性，大多数人可以接受长期维生素 C 的局部治疗，不会出现任何不良反应[14]。

优点

- 对于大多数类型的皮肤都很安全。

- 水溶性。
- 提亮肤色。
- 退红，甚至可以均匀肤色。
- 淡化色素沉着。
- 改善黑眼圈的外观。

局限性

如果皮肤敏感或患有过敏性疾病，建议先从较低浓度开始使用，或先在一个部位进行试用，以确保不会发生过敏反应。

注意要点

维生素 C 被公认易于氧化，这意味着当其暴露于光线或空气中时就会被分解。

维 A 酸

维 A 酸自从 1971 年被发现并进入护肤品领域，这种不起眼的成分很快就成为治疗所有可能与护肤相关问题的"万能药"。维 A 酸（即维生素 A）有助于平滑粗糙皮肤，减少细纹和皱纹。它还有助于改善老年斑、色素沉着和晒伤。

功效

维 A 酸被认为是护肤品中的金标准成分，因为它可以改变衰老细胞的功能，从而使细胞的功能模式更为年轻化。作为抗衰老的"超级英雄"，维 A 酸通过刺激血管新生和加速皮肤细胞更新来激活皮肤细胞。它有助于改善细纹、晒伤和皱纹。因此，皮肤会看起来更饱满、紧致、容光焕发，可见的皱纹也会更少。

作用机制

当维 A 酸转化为视黄酸时，它会诱导去角质过程，从而使皮肤细胞正常工作，并持续正常的细胞更新。维 A 酸是一种抗氧化剂，这意味着它有助于中和能损害健康皮肤细胞的被称为自由基的物质。通过中和自由基，维 A 酸可以镇静皮肤，减少可能损伤皮肤的应激因素[15]。

适用人群

维 A 酸或维生素 A 适用于 30 岁以上皮肤伴有细纹和皱纹的患者；然而，如果你愿意，可在更年轻时开始使用维 A 酸。更年轻的皮肤表面可能尚未见到衰老表现，所以使用效果可能不如衰老皮肤明显。维 A 酸可强化胶原蛋白的合成，以防止未来可能出现的细纹和皱纹[16]。

优点

- 最基本的作用是预防皱纹以及淡化已有的细纹和皱纹。
- 通过细胞水平的去角质作用来提亮暗沉的肤色，从而使新生皮肤更加光亮平滑。
- 调节油性皮肤，减少皮肤皲裂。
- 淡化随时间推移而出现的老年斑、晒斑、色素沉着，甚至改善肤质。

局限性

如果过快将其加入护肤方案或单次用量过大，可能会出现皮肤鳞屑、干燥甚至皮肤皲裂。通常皮肤需要一些时间来适应。建议孕期和哺乳期的女性避免使用维 A 酸，因为它有可能会导致胎儿缺陷，尽管其发生的风险很低。

注意要点

包裹的维 A 酸由于其缓释机制，在使用时减少了对皮肤的刺激。

皮肤剥脱术

皮肤剥脱术（也被称为化学剥脱术或皮肤换肤术）是通过使用一类可恢复皮肤活力的化学溶液进行的治疗。古埃及的医学文献里就记载有早期的配方。

古老的医学纸莎草文献中记载了通过使用盐和苏打水等制剂来"使皮肤变美"和"清除皱纹"的配方。据说，埃及女王 Cleopatra（公元前 69 至 30 年）通过使用驴奶洗澡来让自己的皮肤变美[17]。

功效

皮肤剥脱术可用于治疗肤质不均，例如细纹、色素沉着以及由光损伤导致的晒斑。其使用不同种类的酸，剥脱的强度也有所不同。浅层剥脱可去除表皮的外层，中层剥脱对表皮的更深层发挥作用，深层剥脱可累及皮肤深部的真皮层。随着皮肤愈合过程中新生细胞和更多的胶原蛋白，最终有助于恢复更加年轻的外观。

作用机制

浅层剥脱就像对皮肤使用温和的"砂纸"，可以溶解堵塞毛孔的死皮 / 皮肤鳞屑，使皮肤看起来更健康。有几类羟基酸可用于浅层剥脱，以下是常用的两种：

- **乙醇酸**：通常是从甘蔗中提取，属于 α- 羟基酸（alpha hydroxy acid，AHA）家族，还有苹果酸、酒石酸和乳酸。它们在化学结构上属于小分子物质，这意味着将其涂抹于皮肤后，易于渗透进皮肤[18]。
- **水杨酸**：是一种 β- 羟基酸。亲脂性使其在羟基酸中非常特殊。它能够深入皮脂腺，减少皮肤出油，清洁毛孔，防止痤疮暴发，是治疗痤疮倾向性皮肤真正的"超级英雄"。

上述酸的主要功能是清除毛孔内角质，使死亡细胞彼此分离，增生新的皮肤细胞。

中层剥脱中最常用的酸是三氯乙酸（trichloroacetic acid，TCA）。TCA是一种羧酸（醋酸的一种成分），其被用于皮肤剥脱已有约20年的历史，它比羟基酸渗透更深[19]。当三氯乙酸作用于皮肤时，会导致蛋白质的沉淀与变性，导致角蛋白凝固（也称为霜白反应）。一旦出现霜白反应，酸就要被中和。当老化皮肤脱落后，皮肤表面就会暴露出一层未受损的新生皮肤，其质地更光滑，颜色更均匀。

深层剥脱常使用苯酚。苯酚是强效的化学剥脱物质，能获得明显的疗效，但操作时需要局部麻醉，还需要持续的心电监测，因为苯酚有可能会导致部分患者出现心律失常。

适用人群

皮肤剥脱术适用于男女性的所有皮肤类型。理想的受众通常是那些皮肤白皙、较薄且面部容易出现细纹或瘢痕的患者。

优点

- 显著改善细纹和皱纹。
- 改善痤疮倾向性皮肤。
- 减少由日晒引起的色素沉着。
- 改善毛孔。
- 改善肤质和肤色。
- 改善玫瑰痤疮和痤疮瘢痕。

局限性

部分患者深层剥脱后需要较长时间的休工期。同时，该治疗不适用于重度色素沉着的皮肤，比如亚洲人种、黑色人种和地中海人种的皮肤，会导致其出现炎症后色素沉着。

注意要点

那些在损伤后（如轻微烧伤后）易于出现棕色色沉的患者，在接受全面部化学换肤前，应先在某一个部位进行测试。

角质剥脱术

角质剥脱术（也被称为微创角质剥脱术）是使用机械力去除角质，即使用无菌手术刀将死亡/干燥的皮肤细胞和面部毳毛（也称为"桃毛"）从表皮最外层去除的方法。

功效

角质剥脱术可提亮肤色，减少毛孔阻塞，使皮肤容光焕发。治疗后，皮肤也能更有效地吸收剥脱性物质和护肤品。

作用机制

采用无菌医用刀片以一个向上的角度在皮肤表面滑动。通过细致逐步的操作最终完整处理整个面部。角质剥脱术可激活细胞的再生进程，有助于改善、软化和平复痤疮瘢痕、色素沉着和光损伤后的皮肤外观。皮肤剥脱性物质和精华液的吸收对皮肤去旧换新更加有效，治疗后最终能获得一个容光焕发、无毛光洁的外观。

适用人群

任何面部有多余毛发和想要去角质的患者都是适合的受众。对于那些不能使用某些产品或接受其他去角质疗法的患者也可以采用该技术，比如孕妇或那些皮肤非常敏感的患者。这是另一种轻度重塑皮肤的技术，对所有类型的皮肤都是安全的。

优点

- 提高产品的渗透深度。
- 去除会黏附污垢和油脂的面部毳毛。
- 使皮肤更光滑。
- 去除死皮细胞和毳毛的安全技术。
- 改善痤疮瘢痕的外观。
- 减少可见的细纹。
- 适用于所有的皮肤类型。

局限性

角质剥脱术对于大多数皮肤类型是一种安全、低风险的技术，且不良反应少；然而，皮肤敏感的患者在治疗后数小时内可能会出现轻度泛红。因此，不推荐将其用于对机械性刺激高反应性、有开放性创面或隆起性皮损的皮肤，以及有玫瑰痤疮和毛囊角化症的皮肤。它也不适用于炎症性痤疮，因为锋利的手术刀会刺激皮损，导致现有皮损加重。

注意要点

很重要的一点是提醒患者在术后使用物理性防晒霜来保护皮肤。

微晶皮肤磨削术

微晶皮肤磨削术可追溯至古埃及人，他们会用砂纸来软化瘢痕的外观。直到 1985 年，Mattioli 和 Brutto 博士发明了现代器械[20]。

微晶皮肤磨削术（也被称为微创皮肤磨削术或皮肤磨削术）是一种无创技术。该治疗可使用两种方法进行操作，一种是使用尖端为晶体 / 钻石的短棒摩擦皮肤，另一种是在皮肤表面喷射高压晶体，从而轻柔地剥离表皮的最外层，同时吸去死亡细胞和杂质。该过程几乎就像在人类皮肤表面使用真空吸尘器，最终可使皮肤变得更清洁、透亮。

功效

磨除死亡细胞会让皮肤看起来更加容光焕发，触感更加光滑；同时也有助于改善皮肤表面的纹理及浅层的细纹和皱纹。去角质技术能够促使胶原蛋白和弹力蛋白新生，从而使患者外观更显年轻并改善其肤质。

作用机制

这些晶体在压力下于皮肤表面运动，可松解并部分去除皮肤最外层的表皮层，并有一种"砂纸"处理的效果。当移除角质层时，机体会将其解读为一种损伤，并迅速通过新生健康的皮肤细胞来取代缺失的皮肤细胞。该过程会刺激血液循环，从而增加输送至皮肤细胞的营养。这反过来又能促进细胞的合成，从而改善皮肤的弹性和质地。

适用人群

微晶皮肤磨削术适用于所有 Fitzpatrick 类型的皮肤，而且不会造成瘢痕或肤色异常。它可有效改善细纹和皱纹，特别是基于胶原的天然合成。与传统的皮肤磨削术相比，这种技术损伤强度较低，恢复时间较短，但仍能获得良好的效果。

优点

- 改善循环。
- 提亮肤色。
- 改善细纹和皱纹。
- 减少毛孔堵塞。

局限性

如果有玫瑰痤疮、湿疹、活动期晒伤、疱疹、狼疮、开放性溃疡、银屑病、脆弱的毛细血管或广泛的痤疮，不推荐接受这种治疗技术。因为它可能会刺激皮肤，并导致皮肤问题的进一步加重。

注意要点

微晶皮肤磨削术后，活性成分在局部皮肤的吸收率提高。

基于能量的治疗

近年来，基于能量的治疗方法越来越受欢迎，因为它能显著改善肤质和皮肤健康。这些治疗技术不仅针对于皮肤表层，同时还针对其他各种适应证，比如治疗皮肤疾病和去除皮肤病变组织。

等离子体治疗（"低温等离子体"）

该治疗在医美领域有多种适应证，如改善痤疮[21]、瘢痕和妊娠纹的外观，还可成功去除影响美观的良性皮肤病变，如睑黄瘤、脂溢性角化病和病毒疣[22-23]。对于大多数医美工作者而言，最具价值和最受关注的应用可能就是紧致面部和身体皮肤，尤其是通过非手术的方式行眼睑整形术。

作用机制

设备尖端产生的微电弧和空气中气体的电离产生等离子体能量[24]，将该能量传递至皮肤表面组织，可导致治疗部位的皮肤组织即刻收缩，并触发一个被称为"升华"的过程。这种方式是固态直接转化为气态，而非通过液态过渡，从而限制该能量对治疗组织产生任何热损伤（相比射频和激光），并能在不切割组织的情况下移除组织。通过激活成纤维细胞和促进其从真皮深层向浅层迁移时释放细胞因子，促进组织再生和胶原新生（Ⅲ型胶原蛋白的重塑），临床表现为改善皮肤松弛，外观更显年轻[25-26]。

技术

这取决于所使用的设备和治疗适应证。通常需要使用皮肤消毒剂消毒并局部外敷麻醉药膏。等离子体能量可通过散点喷射或连续喷射来使用。在治疗娇嫩的眼睑皮肤时，必须在治疗点之间保留部分未经治疗的正常皮肤，以促使创面能够有效收缩和愈合。

治疗后即刻出现组织收缩（并非总是反映最终效果），并出现碳化的棕色斑点。这些斑点会在 5~7 天内分解并从皮肤表面脱落[28]。

适用人群

存在以下症状的患者（无治疗禁忌证）：
- 上下眼睑皮肤冗余[27]。
- 存在光损伤表现的皮肤、细纹以及面部、颈部或身体部位的皮肤松弛。
- 膨胀纹和瘢痕（非增生性瘢痕或瘢痕疙瘩）。
- 痤疮。
- 良性皮肤病变。

优点

- 无须全身麻醉及无全身麻醉相关风险。
- 对患者而言相较眼睑成形手术更经济。
- 无须手术缝合，无瘢痕形成。

- 对深部眼轮匝肌的损伤风险很低。
- 相对较短的休工期。
- 治疗时间较短，易耐受，可在门诊治疗。
- 设备购买后使用成本极低，因此有可能在每个治疗阶段获得较高的利润回报。

局限性

等离子体治疗具有潜在禁忌证，其中部分禁忌证可能基于个人的临床经验和技术水平，应由医务工作者审慎判定：

- 孕期和哺乳期、体内有金属植入物、安装有起搏器、异维 A 酸（罗可坦）治疗、并发疾病或感染、任何治疗区的皮肤损伤或皮肤完整性破坏，患有自身免疫性疾病、糖尿病、肝炎、骨病、癫痫、癌症或瘢痕疙瘩。
- Fitzpatrick Ⅲ 型及以上的患者皮肤可能更容易出现色素沉着，无论是否进行治疗前皮肤准备，这类患者可能都不适合接受该治疗 [24]。
- 患者的选择对于非手术性眼睑成形术很重要。因为相比手术治疗，那些有明显上睑皮下脂肪和上睑下垂的患者可能会对美学效果不甚满意 [28]。
- 通常需要接受数次治疗（有时是 3 次以上），大约每 6 周进行一次，以达到被认为与手术治疗相当的预期疗效。
- 并发症可能包括出现瘀斑、持续性水肿、感染、持续性红斑和色素沉着。美容效果欠佳或不对称可能是一个值得关注的问题。全面且深入的培训是确保能够正确选择患者和使用仪器的关键 [28]。

注意要点

与交流电仪器相比，直流电等离子体仪器能够更好地控制治疗深度，引起重度并发症（如瘢痕）的概率更低。

激光与强脉冲光

在医美领域，这类设备可用于去除或减少多余的毛发，治疗痤疮并改善痤疮瘢痕，去除良性色素性皮损、多余的文身，治疗血管病变、毛细血管扩张和静脉曲张 [29]。它们可以通过改善肤质和肤色、减少皱纹并收紧松弛的皮肤来获得年轻化的效果。

作用机制

使用激光（laser，light amplification by stimulated emission of radiation，受激辐射光放大）治疗皮肤疾病的理念可追溯至 20 世纪 80 年代初 [30]。当时人们观察到特定波长的光可针对性应用于特定的皮肤区域而产生效果，同时保留周围的正常组织。皮肤内的靶色基可吸收光能，一旦光能转化为热能，就会破坏吸收能量的色基，分解靶组织。激光和强脉冲光（intense pulsed light, IPL）能量主要的靶色基是血红蛋白、黑色素和水分子，正是它们对其中每种靶色基产生的作用，才最终转化为靶向效果。简而言之，血红蛋白是治疗血管性疾病的靶色基，黑色素是治疗色素性疾病的靶色基，水分子是紧致换肤、改善细纹和皱纹的靶色基。

激光与光疗分为以下几类[31]：

- IPL 治疗使用闪光灯光源发射出 515～1200 nm 波长的非相干光，并设置滤光片，可针对黑色素和血红蛋白选择不同的靶色基进行治疗[32]。其使用的波长光谱允许能量穿透至皮肤的不同深度，从而可同时针对真皮层和表皮层进行治疗。IPL 治疗头的尺寸比大多数激光光斑尺寸要大，这也使医生可以更快地治疗更大范围的区域。IPL 是一种用途广泛的仪器，可靶向多种不同大小的血管、色素性皮损和毛囊。因此，它可用于脱毛，治疗黄褐斑、良性色素性皮损、毛细血管扩张、红斑和痤疮，治疗中会促进皮肤合成胶原蛋白，从而达到美容嫩肤的效果[33]。

- Q- 开关激光器使用不同波长、脉冲极短的高强度激光束，例如红宝石激光（694 nm）、翠绿宝石激光（755 nm）和 ND:YAG 激光（532 nm 或 1064 nm）[34]。因为具有高度的色素选择性，它们对于去除文身、胎记、良性色素性皮损（如雀斑）的效果很好。使用低能量或亚热解的Q- 开关仪器进行治疗的新理念越来越受到认可（旨在破坏色素，同时保留原有的黑素细胞和角质形成细胞），因为它们能对 Fitzpatrick 类型较高的皮肤进行医美治疗而产生的不良反应较少[35]。这类激光对于去除面部和躯体部位的毛发也非常有效。

- 非剥脱性点阵激光产生选择性低温柱状损伤，治疗区和非治疗区以网格状的模式交错，这种模式使得术后皮肤的"休工期"更短、炎症反应更轻。这类仪器靶向作用于水分子，在保持角质层完整性的同时对皮肤造成柱状损伤。因此，它可以刺激胶原蛋白的新生和重塑，用于美容嫩肤[36]。

- 剥脱性点阵激光（例如 CO_2 和 Er:YAG 激光）会导致表皮层剥脱 / 去除，对于真皮层靶组织的治疗可诱导胶原蛋白新生。随着表皮层的愈合与再生，治疗区因覆盖一层新鲜的"新生"表皮层而变得更光滑和紧致。这对治疗皮肤瘢痕以及之后采用更为激进的光子嫩肤治疗有所帮助[33]。

- 皮秒激光器是一种相对较新的仪器。这类仪器可产生皮秒范围脉宽的激光，通过光声效应（相对于光热效应）爆破色素。在临床实践中，这有利于去除多色文身中范围更广的彩色色素[37]。它也可用于治疗痤疮瘢痕和促进皮肤再生，以改善肤色、肤质、皱纹并治疗色素性皮损。

- 脉冲染料激光器（585 nm）靶向作用于血红蛋白，可有效治疗血管性病变，如血管瘤、鲜红斑痣、胎记、血管扩张和毛细血管扩张[38]。

技术

接受非剥脱性激光或 IPL 治疗时，可使用局部麻醉药进行皮肤预处理，并佩戴护目镜来保护患者和医生的眼睛。

将该仪器的手具放置于皮肤表面，激光或 IPL 激发治疗时，患者可能会有类似于橡皮筋弹击皮肤的感觉。

治疗期间进行皮肤表面冷却，治疗后通常立即进行冰袋冷敷，以舒缓并进一步冷却治疗部位。

接受剥脱性激光治疗前，患者可能需要局部注射麻醉药和静脉内给予镇静药，以便使其能够耐受治疗。治疗后皮肤需要厚涂护肤霜进行保护，甚至可采用敷料封包直至表皮层新生。

患者必须小心保护其治疗区皮肤免受阳光照射，以降低发生炎症后色素沉着的风险。

适用人群

- 希望治疗色素沉着（如晒斑）的患者，患有影响美观的良性色素性病变、痤疮瘢痕、细纹和皱纹，轻至中度皮肤松弛和肤色不均的患者。
- 想要去除文身或脱毛的患者。
- 患有影响美观的血管性病变，如毛细血管扩张、胎记和血管瘤的患者。
- 肤色较浅的患者（Fitzpatrick Ⅰ、Ⅱ和Ⅲ型），因其治疗后发生色素沉着的风险较低。
- 治疗后能有效做好皮肤防晒的患者。

优点

- 无手术切口或瘢痕。
- 无须全身麻醉。
- IPL 和非剥脱性激光治疗后的休工期很短。
- 部分治疗可获得联合的协同效果，以改善血管性病变、色素性病变和皮肤皱纹，促进皮肤年轻化。
- 可在面部及躯体皮肤表面进行，比较特殊的治疗包括外阴年轻化和阴道紧致。

局限性

治疗禁忌证包括：
- 孕期。
- 癫痫。
- 12 个月内接受过异维 A 酸治疗。
- 自身免疫性疾病。
- 增生性瘢痕或瘢痕疙瘩。
- 冻疮或疱疹病毒感染病史。
- 较深肤色（Fitzpatrick Ⅲ型及以上）的皮肤需要谨慎治疗，与医生的专业水平密切相关。通常需要使用抑制酪氨酸酶的局部治疗作为治疗前的皮肤准备[34]。
- 针对脱毛，激光和 IPL 对于白色、红色、灰色和金色的毛发无效[33]。

- 非剥脱性激光换肤可诱发感染（如单纯疱疹暴发）和炎症后色素沉着。
- 轻度红斑和水肿相对常见，但常在数小时或数天内消退。

剥脱性激光最有可能造成的明显不良反应包括[38]：

- 术后皮肤可能会出现红斑、瘙痒和水肿，这种红斑可能在剥脱性激光治疗后持续一段时间。
- 术后细菌、真菌或病毒感染（特别是单纯疱疹）可能是一个潜在风险。由于局部封包和使用敷料，剥脱性激光治疗后可能诱发痤疮。
- 治疗后色素减退或炎症后色素沉着。
- 当治疗下眼睑附近皮肤时，存在出现永久性瘢痕和下睑外翻的风险（较低）。

注意要点

激光技术是一个快速发展的产业，创新研究带来了其他附加价值，例如目前正在研究使用激光作为药物递送系统（如对苯二酚治疗黄褐斑和炎症后色素沉着，富血小板血浆促进再生修复）的潜在价值[39]。

发光二极管

在医美领域，发光二极管（light emitting diodes，LEDs）又称为低能量光疗法（low-level light therapy，LLLT），是通过生物光调作用、非热能（相比造成热损伤的射频和共聚焦超声）以及非剥脱机制来改善光老化皮肤的外观。这一过程取决于所使用光的类型，通过给细胞线粒体"充电"来刺激胶原蛋白合成、成纤维细胞增生、生长因子和细胞外基质的合成。这意味着能够改善肤质（看起来更水润、更平滑、更亮白），提升、紧致皮肤，并改善皱纹和松弛。皮肤泛红和炎症性寻常痤疮皮损也能获得改善。

作用机制

光疗使用无创、非紫外线和非加热性光来获得预期的治疗效果。该技术的临床证据（最初几十年前由 NASA 开发，因为其可能有助于植物的光合作用和创面愈合）在过去数年内不断增多，是其应用于皮肤科和医美临床实践的有力支持。特定波长的 LED 光包括蓝光（415 nm）、红光（633 nm）和近红外光（830 nm）。

蓝光可有效治疗寻常痤疮，通过激活皮肤中内源性卟啉形成自由基，杀灭与痤疮相关的革兰氏阴性痤疮丙酸杆菌，从而减少了局部外用或口服抗生素的需要。蓝光似乎也有助于调节皮脂腺／皮脂的合成，从而提高皮肤的清洁度。

红光是光谱中具有再生功能的波段，通过增加细胞的 ATP（能量）而促进组织更快再生。皮肤成纤维细胞吸收红光后加速合成胶原蛋白和弹力蛋白，并增加组织血供，进而增加局部氧气利用率和淋巴液流速，从而更好地代谢毒素。使用带有红光的医疗级设备治疗时，可能会让患者的皮肤瞬间焕发光彩，同时产生一种幸福感。

近红外光是一种穿透力较强的长波长光，可加速创面愈合。与治疗前相比，它可明显增加胶原蛋白的合成，使其排列更整齐，增加弹力纤维的密度和表皮层的厚度，并改善角质层的结构。其触发的抗炎过程可改善皮肤泛红和刺激症状及减轻色素沉着。

红光和近红外光联合使用时效果最佳。有些仪器（如 Dermalux Triwave, Dermalux Flex MD）能将蓝光结合其他两种波长的光进行治疗。

技术

LED 的最大优势之一是该治疗对医生而言非常省时。患者在特定参数下治疗时倍感舒适，他们可能会感觉非常放松并享受这 20～30 分钟的治疗。这是一种无痛且愉悦的治疗体验，患者经常会进入一种深度放松或睡眠状态。这也是一个有助于患者恢复的优势。

适用人群

- 任何希望通过医美治疗获得皮肤年轻化的患者。
- 寻常痤疮（不同时使用光敏剂如罗卡坦）。
- 创面愈合（或医源性损伤如剥脱性激光或微针治疗后）。
- 玫瑰痤疮／皮肤泛红。
- 色素沉着。
- 其他年轻化治疗后，以缩短"休工期"（红斑和水肿）并优化治疗效果。

优点

- 禁忌证和不良反应少。
- 无创。
- 治疗无痛、舒适。
- 治疗费用相对较低，医生治疗用时短。
- 可作为单独治疗或其他医美治疗的辅助手段使用。

局限性

单独治疗时，通常需要多次治疗才能获得显著疗效。建议每周治疗 2 次，每次 20 或 30 分钟（根据仪器），总疗程可达 10 周。

注意要点

皮肤科使用光动力疗法（photodynamic therapy，PDT）治疗各种与光损伤相关的疾病已有数年，如治疗浅表基底细胞癌和鲍恩病（原位鳞状细胞癌）。该治疗技术在医美领域也有一定的应用价值，可用于光老化皮肤的年轻化治疗并改善肤质和皮肤弹性。GlycoAla 是一种全新的可用于医美治疗的光动力（光敏性）凝胶，通过联合使用红光可缩小毛孔、提高皮肤清洁度、调控皮脂分泌、改善细纹及光损伤的皮肤外观。

高强度聚焦超声

高强度聚焦超声（high-intensity focused ultrasound，HIFU）在医美领域用于无创性皮肤提升和紧致，也用于颏下区或身体塑形的无创减脂。近年来，HIFU 在医学各学科中均得到了广泛应用，目前已被用于治疗肿瘤、肾结石和子宫肌瘤。因为其在无创面部年轻化和身体塑形领域的潜在价值，于 2007 年被首次报道用于医学美容[40]。美国食品药品监督管理局于 2009 年批准该技术用于提眉，并于 2014 年批准用于改善肩胸外露部位的细纹和皱纹，而其他用途被认为是"超适应证使用"。

作用机制

HIFU 的治疗原理是通过热凝固的方式选择性地诱导细胞损伤并减少目标区域的组织容积。高强度超声能量在特定组织部位造成微热损伤，导致从真皮深层至浅表肌腱膜系统（superficial musculoaponeurotic system，SMAS）产生微凝固区，并通过诱导胶原蛋白收缩和重塑促使皮肤逐渐紧致[41]。

针对身体塑形的超声能量以脂肪组织为靶组织，导致脂肪细胞内发生热凝固、坏死和细胞死亡。这些破裂脂肪细胞的成分（主要是甘油三酯）被淋巴系统运输之前会分散至间隙组织。局部脂肪细胞在治疗后 8～18 周会被再吸收[42]。

技术

治疗区局部可使用麻醉药膏，特定情况下，可在治疗前用药进行疼痛管理。清洁皮肤后和仪器治疗皮肤前局部需要涂抹超声凝胶。调节仪器参数以靶向正确的治疗区并触达恰当的治疗深度。根据治疗目的，超声能量以脉冲形式发射，通常治疗需要 30～90 分钟。

多数患者仅会经历轻微且一过性的不良反应，如不适感、水肿、瘀斑、红斑和感觉异常，症状通常会在 1～2 周内消失[43]。

适用人群

- 轻至中度皮肤松弛和轻度脂肪下垂的患者。年轻患者通常疗效更明显[41]。
- 有身体塑形诉求的患者，希望治疗特定部位的脂肪堆积如腹部、大腿和臀部。
- 希望同时减少脂肪并紧致皮肤的患者[44]。

优点

- 无须全身麻醉，不会导致手术瘢痕。
- 休工期相对较短，不良反应通常会在 1～2 周内完全消失[43]。
- 如适应证选择得当，会有较高的治疗满意度[45]。

局限性

治疗禁忌证包括：
- 孕期或哺乳期。
- 心脏疾病 / 植入起搏器。
- 使用抗凝药物。
- 5 年内患过癌症或有癌症病史。
- 治疗区域有金属植入物。
- 糖尿病。
- 癫痫。
- 自身免疫性疾病。
- 移植术后。
- 肝或肾功能受损。
- 6 个月内服用过异维 A 酸。

治疗部位在 6 个月内必须未接受过埋线治疗。HIFU 治疗后 2 周内不宜进行肉毒毒素注射或透明质酸填充。

注意要点

如果患者接受身体塑形治疗，体重应保持稳定，且 BMI < 30。HIFU 不应作为健康饮食或减肥的替代方法[44]。

针对面部治疗，BMI > 30、广泛的皮肤松弛 / 下垂、重度下颌脂肪下垂和明显颈阔肌束带的患者通常效果不佳，最好接受外科手术治疗[41]。

射频

射频仪器是通过无创或微创方式治疗皮肤松弛和皱纹，包括眶周皱纹、双下颌、鼻唇沟、木偶纹、提眉、下睑紧致、瘢痕、面颊松弛、颈部年轻化和身体皮肤松弛。此外，该技术也可用于治疗活动性痤疮和痤疮瘢痕[46]以及腋窝多汗症。

作用机制

射频是一种可产生电磁场的交流电，其包括 3 kHz 至 300 MHz 范围内的任何电磁频率[47]。它可以是单极的（使用单个电极接触皮肤表面，但新型仪器不再采用这种模式）、双极的（两个电极应用于治疗区）或多极的[48]。

射频能量可控地靶向至特定的组织深度（如真皮乳头层、真皮网状层和浅筋膜层）[49]，也可基于仪器平台不同而采取不同的能量递送方式，提供点阵（亚剥脱性）能量（可采用微针手具对皮肤进行物理性剥脱并提供更深的双极射频治疗深度）、相控射频，甚至组合式射频。当联合其他治疗技术如红外光、负压、按摩、LED、HIFU 和微聚焦超声使用时，可提高皮肤紧致和年轻化的效果[50]。

治疗目的是将真皮加热至可以获得疗效，但不损伤周围组织的程度。剥脱性射频将深层组织刺激和胶原蛋白新生结合起来，还有表皮剥脱后重塑的附加疗效。

技术

射频治疗的目的是加热靶组织（通常是真皮层，有时是皮下组织层），同时通过将温度保持在 39 ~ 42℃来保护表皮层。一些仪器采用单遍治疗，而有些仪器则需要在治疗区用治疗头或电极头循环或滑动操作。

仪器不同时，治疗方案也不尽相同，但通常会在皮肤表面涂抹一层细密的超声凝胶，以改善皮肤和治疗头之间的接触效果。标注治疗区以确保在预热和治疗区之间不会留下"冷点"/未治疗区，采用相同的治疗技术以避免出现"热点"/过度治疗区。

患者在微创治疗前可能需要接受镇静剂和局部肿胀麻醉，但多数对非剥脱性射频的耐受性良好。

适用人群

理想的患者是有轻中度皮肤松弛和轻度皱纹（年龄 35 ~ 60 岁）[50]。

随着可联合应用的仪器不断增多，治疗的适应证范围也在不断扩大。目前有以下适应证：

• 面部、颈部、身体的皮肤松弛和皱纹。

• 提眉。

• 改善萎缩性瘢痕和痤疮瘢痕。

• 痤疮。

• 腋下多汗症。

• 外阴年轻化[51]。

优点

• 无须全身麻醉，不会导致手术瘢痕。

• 可用于既往接受过手术、填充剂和肉毒毒素治疗的患者。

• 可用于有胡须或面部毛发的患者，不用担心之后出现毛发脱落。

• 无创射频治疗后休工期很短，通常红斑和轻度水肿会在数小时内消退。

局限性

射频治疗的禁忌证包括：

• 孕期。

• 体内有电子或金属植入物（如起搏器、髋关节假体）。

• 恶性肿瘤（活动性或近期罹患）。

- 使用免疫抑制剂。

相对禁忌证包括：

- 糖尿病。
- 6 个月内服用过维 A 酸（如罗卡坦）。
- 局部使用维 A 酸（治疗前停用 2 周）。
- 局部使用糖皮质激素（治疗前至少停用 8 周）。
- 12 个月内服用过糖皮质激素。
- 皮肤过度松弛或光损伤。

经验丰富的医生通过精细化操作，可最大程度避免治疗后不良反应的发生。如果对特定部位的治疗能量过大或接触时间过长，该部位可能会出现热损伤和烫伤。

注意要点

现代仪器会内置温度传感器，以防出现热损伤和烫伤。如果使用一些老旧的单极射频仪器对面部皮下脂肪层进行随意治疗，可能会导致脂肪营养不良或萎缩及影响美观的凹陷[52]。

美塑疗法

《剑桥词典》中"beauty is skin deep"[53]这一短语的意思是一个人的性格比其外貌更重要。然而在医美领域，该短语或许可以用更字面的意思进行解释。多数患者会将关注点放在容量减少所致的细纹和皱纹上，却忽视了身体最大的器官——皮肤。随着年龄的增长，真皮层成纤维细胞活力降低，导致透明质酸、胶原蛋白和其他细胞外基质成分的合成减少[56]，使皮肤外观显得不再年轻（图 2.3）。研究表明，肤质、肤色和弹性是大众基于面部评判年龄、健康状况以及吸引力的重要影响因素[54-55]。因此，如果我们真心希望外观恢复青春活力，肤质的改善也非常重要。

作用机制

美塑疗法是一种将产品以微滴方式导入至皮肤浅层的技术，因此可将活性成分和必需成分直接递送至真皮层成纤维细胞，通过改善或维持成纤维细胞的功能，促进细胞外基质成分的生物合成，从而达到改善肤质的治疗目的[57]。美塑治疗产品包括从透明质酸、维生素、矿物质和氨基酸到生长因子和富血小板血浆成分。将上述成分递送至皮肤中的方法也各不相同，如针式微滴胶囊、手持式微针器械、等离子喷洒仪，甚至"无针"注射器。

技术

- Nappage 技术：医生使用细针注射器将一系列微滴手针注射至真皮浅层（深度通常 1～2 mm），每个注射点位形成含有产品的微小皮丘。

- **笔式微针器械**（如 SkinPen、DermaPen）。这些电子仪器使用一次性笔式治疗头，其中包含多个超细无菌针体，使用马达作为动力将微针刺入皮肤。配合使用产品并非直接通过上述针头注射，而是在皮肤中产生微通道并促进产品透皮吸收。穿刺深度通常在 0.25 ~ 2.5 mm 调节以适应皮肤厚度的变化。如果治疗瘢痕，则可刺入更深。此外，上述由微针造成的微损伤可启动机体天然的损伤愈合进程，进而刺激胶原蛋白合成以改善肤质[58]。

- **美塑枪**（如 Mesogun U225）：这类仪器正如其名称，外形类似一把尖端有细针的机械"枪"，可自动供电以进行一系列可调节皮肤进针深度的微量注射。由于空心针可以选择连接含有产品的注射器，因此，该技术可以以更快的速度进行真皮层注射。与手针注射相比，其在注射产品的深度和数量上更为精准。

- **滚轮微针 / 印章微针**（Derma-rollers/derma-stamps）：这类器械包含大量嵌入在圆柱形滚筒或印章上的细针。它们有各种不同的针长，但长度不能调节，因此其穿刺深度固定。这类器械要么通过手动滚动，要么通过按压于患者面部以产生微通道，促使产品渗透至皮肤中。使用滚轮微针时要注意一点，由于圆柱形滚筒的微针是以 45° 刺入皮肤并以不同角度拔出，相比垂直通道可能会产生更多的皮肤"撕裂伤"，因此合成胶原蛋白的类型更多的是 III 型胶原蛋白。

- **手持式微针递送系统**（如 Aquagold, Wow Fusion）：这属于小型的一次性器械，储液器一端可充填产品，另一端则有一系列超细的针体，设置为固定的穿刺深度（通常为 0.6 mm）。该器械以类似于印章微针的方式按压于皮肤表面，储存于相连小瓶中的产品会沿针体流下，进入到皮肤新形成的微通道中。

- **等离子体喷洒仪**：等离子体是一种带有电能的电离气体。皮肤表面应用强低温大气压等离子体进行治疗，既可消毒皮肤，又可通过暂时性破坏连接皮肤细胞的细胞黏附分子（cell adhesion molecules，CAMs）来增加药物透皮吸收率，从而使某些产品的透皮给药系统可在局部有效应用。

- **"无针"注射器**：喷射注射装置已被用于糖尿病患者的胰岛素注射，最近该技术又被拓展至医美行业，作为一种可替代皮内、皮下和肌肉内产品给药的"无针"技术。仪器通常由置于容器内的一次性无菌药筒组成，容器由弹簧推动的机械机制启动，产品使用高压机械力或由低压气流柱驱动系统递送至皮肤。对于美塑治疗产品，这可能是一种安全有效的给药途径。然而，截至本文撰写时，有关交联透明质酸等产品安全性和有效性的数据仍不足，因而无法提供任何进一步的建议。

美塑疗法最常见的治疗区域包括面部和颈部，但也可用于肩胸外露部位、手部、上肢、膝部和腹部区域。

专注于肤质改善的医美市场迅速扩大，已有多种产品可改善皮肤外观。由于"美塑疗法"一词内涵广泛，包含多种不同治疗目的和效果的技术，故笔者将美塑疗法中使用的产品分为四类：

- 皮肤营养剂（水光类）

- 生物刺激剂
- 生长因子
- PRP

皮肤营养剂（水光类）

代表性产品包括：Redensity 1（瑞士 Teoxane 公司）、Restylane Vital（瑞兰唯瑅，瑞士 Galderma 公司）、RRS（西班牙 Aesthetic Dermal 公司）、Viscoderm Skinko/Skinko E/Hydrobooster（意大利 IBSA Italia 公司）、Volite（美国 Allergan 公司）、Definisse Hydrobooster（英国 Relife 公司）、NCTF-HA135（菲欧曼动能素，法国 FillMed 公司）和 Sunekos（意大利 Professional Dietetics 公司）[译者注：上述产品中，目前仅两款在中国上市。国内上市的同类产品有：润致 Aqua（微交联透明质酸，华熙生物）、润致动能素（华熙生物）、CYTOCARE 丝丽动能素（华熙生物旗下法国 Revitacare）、肤柔美（动物源胶原蛋白，双美生物）和薇旖美（人源化 III 型胶原蛋白，锦波生物）]。

作用机制

皮肤营养剂因其"鸡尾酒"配方不同而略有不同，但通常由透明质酸、矿物质、氨基酸和维生素复配组成。与传统的透明质酸填充剂不同，皮肤营养剂要么是非交联，要么仅是微交联。这意味着透明质酸能够更"自由"地在皮下扩散，而非通过交联聚集在一起。由于透明质酸分子可结合自身重量 1000 倍的水分子，故其在扩散时可提高皮肤含水量，而不会导致注射区域明显的容量增加。

另有研究证实，单纯透明质酸或与维生素复配的"鸡尾酒"制剂有助于维持皮肤成纤维细胞的增殖[59]，而皮内注射可刺激未受损胶原蛋白的新生[60]。由于大多数此类产品中透明质酸的非交联或不稳定特性，与交联/稳定的透明质酸相比，它不会在皮肤中留存太久（小于 24 小时）[61]。

添加矿物质、氨基酸和维生素都可作为皮肤的"营养物质"，通过作用于成纤维细胞和角质形成细胞，有助于维持和改善表皮层和真皮乳头层的细胞营养。对成纤维细胞的深层次作用有助于维持或改善皮肤弹性，对角质形成细胞的浅层次作用则强化了皮肤抵御外部损伤的保护屏障（皮肤厚度）。

疗程通常包含 1~4 次治疗，每次治疗间隔 1~3 周。疗效平均持续 6 个月左右。

适用人群

理想的患者是：
- 需要改善皮肤含水量和肤质。
- 能从皮肤增厚中获益。
- 惧怕使用填充剂和（或）肉毒毒素。
- 希望治疗细纹。

优点

治疗可用于所有年龄段的成年人——在"天平"年轻一端的人群可能更追求皮肤提亮的效果，希望治疗有助于打造一个娇嫩、"露水般闪光"的皮肤外观；而较年长的患者则希望皮肤能够变得更加水润，更富有弹性，并可以改善细纹。

局限性

- 皮肤营养剂无法补充明显的容量缺失。
- 完成整个疗程通常需要投入更多时间。
- 休工期可能有所不同。一般来说，产品在皮肤内迅速扩散，24 小时后通常看不到任何皮丘。但与任何注射产品一样，瘀斑是一个明确的风险。由于完成疗程需要重复治疗，所以需要在治疗前与患者仔细沟通并制订方案。

注意要点

该技术是治疗棘手部位的有效方法，如眶周区皱纹和颈纹（"项链纹"）。

生物刺激剂

Profhilo（意大利 IBSA Italia 公司）是生物刺激剂的典型产品之一 [译者注：国内已上市的同类产品有：伊妍仕 / 少女针（聚己内酯 PCL+CMC，华东医药）、艾维岚 / 童颜针（聚左旋乳酸 PLLA，长春圣博玛）和濡白天使（聚左旋乳酸 PLLA ＋交联透明质酸，爱美客）]。

作用机制

如前所述，成纤维细胞的活力降低是皮肤衰老的主要过程之一，因为这会导致真皮层细胞外基质成分和透明质酸的生物合成减少，从而使皮肤弹性和紧致度丧失 [62-63]。

生物刺激剂旨在通过保持角质形成细胞、成纤维细胞和脂肪细胞的活力来改善肤质、纹理、松弛度和含水量，进而重塑细胞外基质的弹性和支持性。这类生物刺激剂包含高分子量和低分子量透明质酸的混合物。低分子量透明质酸本身可以促进再生，当与特定的受体结合后，可刺激成纤维细胞和角质形成细胞增殖。这可为衰老皮肤提供营养并提高皮肤深层含水量 [64]，刺激弹力蛋白和 4 种不同类型的胶原蛋白（成纤维细胞合成 Ⅰ 型和Ⅲ型，角质形成细胞合成Ⅳ型和Ⅶ型）[65] 的合成，从而促进组织结构重塑。由于高分子量透明质酸具有强大的结合水分子并与胶原蛋白和蛋白聚糖相互作用的能力，故可通过容积效应发挥真皮层的支撑作用。

与填充剂相比，生物刺激剂通常不会在特定时间节点产生大量容积；相反，其一旦注射，产品会在皮下平稳扩散，从而形成更大的刺激范围。因此，生物刺激剂并非是面部轮廓和棱角雕塑（如应用于颧骨和下颌缘）的正确选择。

适用人群

- 缺水、暗沉和（或）光老化皮肤。
- 年龄在 40 ~ 60 岁的患者将会获得明显改善。由于成年人每年会流失 1% 的胶原蛋白[66]，可考虑作为一种针对年轻患者的预防性治疗。
- 皮肤细纹。
- 皮肤轻度松弛或下垂。

优点

除提高含水量外，生物刺激剂比皮肤营养剂等产品具有更好的紧致 / 提升效果。由于低分子量透明质酸和高分子量透明质酸复配具有热稳定性，透明质酸在大约 28 天里在皮肤内更为缓慢地释放，与不稳定的透明质酸相比，可产生更高效的刺激。如果没有上述稳定结构，透明质酸就会在 24 小时内分解[61]。与部分容量填充剂中使用的 BDDE（1,4-丁二醇二缩水甘油醚）化学交联剂相比，这也是一种非化学性结构稳定技术。

局限性

- 生物刺激剂不适用于容量补充。
- 必须在皮内层次手针注射。
- 有出现瘀斑的风险。
- 需要一系列疗程（包含多次治疗）才能获得最佳疗效。

注意要点

当治疗颈部细纹（通常难以治疗的区域）时，生物刺激剂可以是一种很好的一线治疗技术。在那些容量缺失较多的部位，填充剂注射也可作为辅助治疗。

生长因子

代表性产品包括：AQ Growth Factors（美国 AQ Skin Solutions 公司）、Calecim Professional Serum（美国 Calecim Professional 公司）、Endocare Growth Factor（英国 AesthetiCare 公司）和 SkinGenuity（美国 SkinGen 公司）。

作用机制

生长因子和细胞因子是机体天然合成的物质（通常是蛋白质或激素），其作为信号分子可与靶细胞表面特定的受体结合并激活信号通路。其可调节一系列的生物学过程[67]；然而，从医美维度备受关注的是其参与细胞分化、血管生成、胶原蛋白和弹力蛋白的合成与分布，以及对细胞基本活力的调节；最终可通过促进细胞生长与功能恢复以及细胞外基质的重塑来维持健康皮肤的结构与功能[68]。简而言之，通过替代或帮助机体再生在自然老化过程中流失的细胞成分，如胶原蛋白、纤维蛋白和弹力蛋白，从而有助于皮肤抗衰治疗。生长因子包括胰岛素样生长因子（insulin-like growth factor，IGF）、表皮生长因子（epidermal growth factor，EGF）、转化生长因子（transforming growth factor，TGF）和成纤维细胞生长因子（fibroblast growth factor，FGF）等[69]。细胞因子与生长因子密切相关，这两个术语通常可以互换使用（通常两者之间的界线不清），更多源于其被发现的方式，而非基于功能的明显差异。就本章而言，笔者将两者统称为生长因子（growth factors，GFs）。

通常为获得最佳或最理想的疗效，选择数种不同生长因子的产品会获得最佳的效果。这是因为作用于不同类型的细胞时，其发挥的功效也会不同。单一生长因子的产品往往不能提供多种信号来诱导生长增殖、分化、修复和抑制炎症细胞因子的正确联合效应[70]。

适用人群

皮肤有光损伤表现、脱发 / 头发稀疏、明显时程性老化表现、环境因素所致初老的患者。

优点

- 促进血管增生，从而增加组织中营养物质和氧气的输送。
- 促进胶原蛋白新生。
- 与微针疗法相比，治疗相对无痛。
- 无休工期。

局限性

- 生长因子属于大分子，从而限制了其独立透皮吸收的能力。
- 如果仅是局部外用，其只能通过毛囊、汗腺或通过脂溶性分子的化学修饰才能有效地透皮吸收[71]。
- 需要疗程化治疗才能获得最佳疗效。
- 可能需要时间才能显现效果。

注意要点

基于其抗炎作用，生长因子可有助于缩短激光换肤、微针疗法、等离子体眼睑成形术和其他有创性皮肤治疗后的休工期。

富血小板血浆

基于对生长因子的基本认识，可以更好地理解富血小板血浆（platelet-rich plasma，PRP）应用于医美治疗的原理。

作用机制

PRP 被定义为"血小板浓度高于基线水平的一定量的自体血浆"[72]。这些血小板一旦被激活，就会分泌多种不同的生长因子，通过促进细胞增殖、血管新生、组织重塑和调节炎症反应来刺激组织再生，诱导成纤维细胞新生胶原蛋白[73]。

制备 PRP 需先从患者体内抽取血液样本至含有抗凝剂的采血管中，将采血管置于离心机中，基于不同成分采取密度梯度离心分离血浆。底部是最重的红细胞，中间层是白细胞和血小板（富含血小板的血沉棕黄层），顶部是血浆层（缺乏血小板）。然后将上两层提取构成"PRP"，激活后注射回患者体内。

血小板释放生长因子需对其进行激活。PRP 可通过凝血酶、氯化钙或机械性损伤进行外源性激活[74]。胶原蛋白也是 PRP 的天然激活剂，因此当 PRP 用于软组织时，可认为其无须进行外源性激活。

制备方法是影响 PRP 中血小板浓度的重要因素。因制备方法不同，血小板浓度通常会在基线水平 2.5～9 倍的范围内变化[75]，目前最佳浓度仍无标准化的共识。使用血小板浓度较高的血浆比使用血小板浓度较低的血浆会获得更好的效果这一结论貌似合乎逻辑，但实际情况并非如此。一项实验室研究证实，浓度为正常血液 2.5 倍的血浆最为理想[76]；也有研究者发现，更高浓度的血小板实际上可能会抑制新生细胞的生长[77]。

适用人群

皮肤有光损伤表现、明显时程性老化表现、脱发 / 头发稀疏、环境因素所致初老表现和痤疮瘢痕的患者。

优点

- 自体来源。
- 无过敏或敏感性反应的风险。
- 被认为是一种更自然的皮肤年轻化技术。

局限性

疗效可能会因为制备技术和患者全身健康状况的不同而有所不同，那些生活方式健康的患者通常会有更健康的血小板，从而获得更好的疗效。值得注意的是，由于 PRP 的流动性，其不适合进行容量补充和（或）真皮层填充。PRP 仅在组织内留存约 48 小时[78]，这是因为 PRP 在早期就会被稀释[79]。富血小板纤维蛋白（platelet-rich fibrin，PRF）可能更适合于上述治疗目的，但这超出了本章的讨论范围。通常建议疗程化治疗，3 次为一个治疗疗程，每次治疗间隔 1 个月。

注意要点

- 是治疗皮肤菲薄 / 透光导致的眶周"黑眼圈"的有效辅助方法。
- 与生长因子类似，PRP 可联合其他治疗方法使用，有助于加速治疗后的修复。

结语

健康皮肤应当质地光滑、肤色均匀、水分充足，并覆盖于支撑良好的真皮层之上。遗憾的是，目前仍无使肤质快速达到理想状态的技术。医生必须着力基于患者的皮肤需求为其量身定制全周期的护肤方案。

皮肤深层次的健康是当前我们作为医美从业者所需解决的问题。然而，个体的肤质则完全取决于患者本身。

参考文献

1. Kolarsick PAJ, Kolarsick MA, Goodwin C, "Anatomy and physiology of the skin," Journal of the Dermatology Nurses Association, vol. 3, no. 4, pp. 203–213, 2011.
2. Anatomy of the Skin. Johns Hopkins Medicine. Accessed online on 27 January 2019: https://www.hopkinsmedicine.org/healthlibrary/conditions/dermatology/anatomy_of_the_skin_85,P01336.
3. Gilchrest BA, "Photoaging," Journal of Investigative Dermatology, vol. 133, no. E1, pp. E2–E6, 2013.
4. Chung JH, Seo JY, Choi HR, et al. "Modulation of skin collagen metabolism in aged and photoaged human skin in vivo," Journal of Investigative Dermatology, vol. 117, no. 5, pp. 1218–1224, 2001.
5. Talwar HS, Griffiths CE, Fisher GJ, Hamilton TA, Voorhees JJ, "Reduced type I and type III procollagens in photodamaged adult human skin," Journal of Investigative Dermatology, vol. 105, no. 2, pp. 285–290, 1995.
6. Valacchi G, Sticozzi C, Pecorelli A, Cervallati F, Cervallati C, Maioli E, "Cutaneous responses to environmental stressors," Annals of the New York Academy of Sciences, vol. 1271, pp. 75–81, 2012.
7. Uitto J, "The role of elastin and collagen in cutaneous aging: Intrinsic aging versus photoexposure," Journal of Drugs in Dermatology, vol. 7, 2 Suppl, pp. s12–s16, 2008.
8. Weihermann AC, Lorencini M, Brohem CA, de Carvalho CM, "Elastin structure and its involvement in skin photoageing," International Journal of Cosmetic Science, vol. 39, no. 3, pp. 241–247, 2017.
9. Papakonstantinou E, Roth M, Karakiulakis G, "Hyaluronic acid: A key molecule in skin aging," Dermatoendocrinology, vol. 4, no. 3, pp. 253–258, 2012.
10. Oliveira Gonzalez AC, Costa TF, Andrade ZA, Medrado AR, "Wound healing – A literature review," Anais Brasileiros de Dermatologia, vol. 91, no. 5, pp. 614–620, 2016.
11. Stamford NPJ, "Stability, transdermal penetration, and cutaneous effects of ascorbic acid and its derivatives," Journal of Cosmetic Dermatology, vol. 11, no. 4, 310–317, 2012.
12. Joshua Zeichner, quoted in Kinonen S, Wirt S, Hoshikawa K. The Best Vitamin C Serums, Moisturizers, and More for Brighter Skin. Allure 2020: https://www.allure.com/gallery/get-brighter-skin-vitamin-c.
13. Susie Wang, quoted in Nims B. What the Heck Does Vitamin C Serum Do for Your Skin, Anyway? Huffington Post 2019: https://www.huffingtonpost.co.uk/entry/what-does-vitamin-cserum-do-for-the-skin.
14. Telang PS, "Vitamin C in dermatology," Indian Dermatology Online Journal, vol. 4, no. 2, pp. 143–146, 2013.
15. Amanda von dem Hagen, quoted in Wida EC. What Is Retinol? Here Are the Benefits, Uses and Side Effects You Need to Know. Today 2019: https://www.today.com/style/what-retinol-retinolbenefits-uses-side-effects-more-t150639.
16. Murad H, The Science behind Retinol (Vitamin A). Happi 2012: https://www.happi.com/issues/2012-03/view_experts-opinion/thescience-behind-retinol-vitamin-a/.
17. Ursin F, Steger F, Borelli C, "Katharsis of the skin: Peeling applications and agents of chemical peelings in Greek medical textbooks of Graeco-Roman antiquity," Journal of the European Academy of Dermatology and Venereology, vol. 32, no. 11, pp. 2034–2040, 2018.
18. Loretta Ciraldo, in Bruccalleri J. What Does Glycolic Acid Do for Your Skin? Dermatologists Explain. Huffington Post 2018: https://www.huffingtonpost.co.uk/entry/what-is-glycolicacid_n_5b68706ae4b0de86f4a3cf8e.
19. Irwin B, TCA Peels – Frequently Asked Questions. SkinTour [accessed Dec 2020]: https://www.skintour.com/face-focus/peels-and-microdermabrasion/tca-peels/.
20. Brannon HL, The History of Microdermabrasion. VeryWellHealth 2020: https://www.verywellhealth.com/the-history-of-microdermabrasion-1069228.
21. Stamatina G, Sotiris TG, Aglaia V, "Plexr in acne treatment," Pinnacle Medicine & Medical Sciences, vol. 2, no. 1, pp. 1–5, 2015.
22. Heinlin J, Morfill G, Landthaler M, et al. "Plasma medicine: Possible applications in dermatology," Journal of the German Society of Dermatology, vol. 8, no. 12, pp. 968–976, 2010.
23. Bernhardt T, Semele ML, Schäfer M, Bekeschus S, Emmert S, Boeckmann L, "Plasma medicine: Applications of cold atmospheric pressure plasma in dermatology," Oxidative Medicine and Cellular Longevity,, 3873928, 2019. doi: 10.1155/2019/3873928.

24. Crofford R, "A review of plasma medicine," PMFA Journal, vol. 6, no. 3, 2019.

25. Pourazizi M, Abraham-Naeini B, "Plasma application in aesthetic medicine: Clinical and physical aspects," Journal of Surgical Dermatology, vol. 2, no. T1, 2017.

26. Gloustianou G, Safari M, Tsioumas S, Vlachodimitropoulos, Scarano A, "Presentation of old and new histological results after plasma exercises (plexr) application (regeneration of the skin tissue with collagen III)," Pinnacle Medicine & Medical Sciences, vol. 3, pp. 983–990, 2016.

27. Rossi E, Farnetani F, Trakatelli M, Ciardo S, Pellacani G, "Clinical and confocal microscopy study of plasma exeresis for non-surgical blepharoplasty of the upper eyelid: A pilot study," Dermatologic Surgery, vol. 44, no. 2, pp. 283–290, 2018.

28. King M, "Focus on plasma: The application of plasma devices in aesthetic medicine," PMFA Journal, vol. 5, no. 5, pp. 24–26, 2017.

29. Anderson A, Special Feature: Lasers and Lights. Aesthetics 2015: http://aesthetics journal.com/feature/lasers-and-lights.

30. Anderson RR, Parrish JA, "Selective photothermolysis: Precise microsurgery by selective absorption of pulsed radiation," Science, vol. 220, pp. 524–527, 1983.

31. Trivedi MK, Yang FC, Cho BK, "A review of laser and light therapy in melasma," International Journal of Women's Dermatology, vol. 3, no. 1, pp. 11–20, 2017.

32. Li YH, Chen JZS, Wei HC, et al. "Efficacy and safety of intense pulsed light in treatment of melasma in Chinese patients," Dermatologic Surgery, vol. 34, pp. 693–701, 2008.

33. Goldman M, "One laser for a cosmetic/dermatologic practice," The Journal of Clinical and Aesthetic Dermatology, vol. 4, no. 5, pp. 18–21, 2011.

34. Pai GS, Pai AH, "Q switched laser treatment for freckles in individuals with skin type V," Aesthetics in Dermatology and Surgery, vol. 1, pp. 2–7, 2017.

35. Choi JE, Lee DW, Seo SH, Ahn HH, Kye YC, "Low fluence Q-switched Nd:YAG laser for the treatment of melasma in Asian patients," Journal of Cosmetic Dermatology, vo. 17, no. 6, pp. 1053–1058, 2018.

36. Omi T, Neumann K, "The role of the CO2 laser and fractional CO2 laser in dermatology," Laser Therapy, vol. 23, no. 1, pp. 49–60, 2014.

37. Saki N, "Picosecond laser applications in aesthetic dermatology," Journal of Aesthetic Surgical Dermatology, vol. 2, no. T1, 2017.

38. Ramsell WM, "Fractional CO2 laser resurfacing complications," Seminars in Plastic Surgery, vol. 26, no. 3, pp. 137–140, 2012.

39. Sklar LR, Burnett CT, Waibel JS, Moy RL, Ozog DM, "Laser assisted drug delivery: A review of an evolving technology," Lasers in Surgery and Medicine, vol. 46, no. 4, pp. 249–262, 2014.

40. White WM, Makin IRS, Barthe PG, Slayton MH, Gliklich RE, "Selective creation of thermal injury zones in the superficial musculoaponeurotic system using intense ultrasound therapy: A new target for non invasive facial rejuvenation," Archives of Facial Plastic Surgery, vol. 9, pp. 22–29, 2007.

41. Brobst RW, Ferguson M, Perkins SW, "Ulthera: Initial and six month results," Facial Plastic Surgery Clinics of North America, vol. 20, pp. 163–176, 2012.

42. Nassab R, "The evidence behind non-invasive body contouring devices," Aesthetic Surgery Journal, vol. 35, no. 3, pp. 279–293, 2015.

43. Kharki A, Kisyova R, "High intensity focused ultrasound (HIFU) technology for body contouring," Journal of Aesthetic Nursing, Suppl 1, 2019.

44. Jewell ML, Baxter RA, Cox SE, et al. "Randomised sham controlled trial to evaluate the safety and effectiveness of a high-intensity focused ultrasound device for non invasive body sculpting," Plastic and Reconstructive Surgery, vol. 128, no. I, pp. 253–262, 2011.

45. Park H, Kim E, Kim J, Ro Y, Ko J, "High-intensity focused ultrasound for the treatment of wrinkles and skin laxity in seven different facial areas," Annals of Dermatology, vol. 27, no. 6, pp. 688–693, 2015.

46. Kaminaka C, Furukawa F, Yamamoto Y, "Long term clinical and histological effects of a bipolar fractional radiofrequency system in the treatment of facial atrophic acne scars and acne vulgaris in Japanese patients: A series of eight cases," Photo Medicine and Laser Surgery, vol. 34, pp. 656–660, 2016.

47. Lolis MS, Goldberg DJ, "Radiofrequency in cosmetic dermatology: A review," Dermatologic Surgery, pp. 1765–1776, 2012.

48. Sadick NS, Nassar AH, Dorizas AS, Alexiades-Armenakas M, "Bipolar and multipolar radiofrequency," Dermatologic Surgery, Suppl 12, pp. S174–S179, 2014.

49. Royo de la torre J, Moreno-Moraga J, Muñoz E, Navarro PC, The Journal of Clinical and Aesthetic Dermatology, vol. 4, no. 1, pp. 28–35, 2011.

50. Görgü M, Gökkaya A, Kizilkan J, Karanfil E, Dogan A, "Rafiofrequency: Review of the literature," Turkish Journal of Plastic Surgery, vol. 27, pp. 62–72, 2019.

51. Fistonić I, Sorta Bilajac Turin's I, Fistonić N, Marton I, "Short term efficacy and safety of focused monopolar radiofrequency device for labial laxity improvement – noninvasive labia tissue tightening. A prospective cohort study," Lasers in Surgery and Medicine, vol. 48, pp. 254–259, 2016.

52. de Felipe I, Del Cueto SR, Perez E, Redondo P, "Adverse reactions after nonablative radiofrequency: Follow-up of 290 patients," Journal of Cosmetic Dermatology, vol. 6, no. 3, pp. 63–66, 2007.

53. Cambridge Dictionary [Internet] Cambridge University Press; 2020. Beauty is only skin deep; [cited 2020 Apr 15]; available from https://dictionary.cambridge.org/dictionary/english/beauty-is-only-skin-deep.

54. Fink B, Grammer K, Matts P, "Visible skin color distribution plays a role in the perception of age, attractiveness, and health in

female faces," Evolution and Human Behavior, vol. 27, no. 6, pp. 433–442, 2006.

55. Fink B, Matts P, D'Emiliano D, Bunse L, Weege B, Röder S, "Colour homogeneity and visual perception of age, health and attractiveness of male facial skin," Journal of European Academy of Dermatology and Venereology, vol. 26, no. 12, pp. 1486–1492, 2012.

56. Dalens M, Prikhnenko S, "Polycomponent mesotherapy formulations for the treatment of skin aging and improvement of skin quality," Clinical, Cosmetic and Investigational Dermatology, vol. 151, 2015.

57. Iorizzo M, De Padova M, Tosti A, "Biorejuvenation: Theory and practice," Clinics in Dermatology, vol. 26, no. 2, pp. 177–181, 2008.

58. Iriarte C, Awosika O, Rengifo-Pardo M, Ehrlich A, "Review of applications of microneedling in dermatology," Clinical, Cosmetic and Investigational Dermatology, vol. 10, pp. 289–298, 2017.

59. Jäger C, Brenner C, Habicht J, Wallich R, "Bioactive reagents used in mesotherapy for skin rejuvenation in vivo induce diverse physiological processes in human skin fibroblasts in vitro – A pilot study," Experimental Dermatology, vol. 21, no. 1, pp. 72–75, 2011.

60. Quan T, Wang F, Shao Y, et al. "Enhancing structural support of the dermal microenvironment activates fibroblasts, endothelial cells, and deratinocytes in aged human skin in vivo," Journal of Investigative Dermatology, vol. 133, no. 3, pp. 658–667, 2013.

61. Matarasso S, Carruthers J, Jewell M, "Consensus recommendations for soft-tissue augmentation with nonanimal stabilized hyaluronic acid (restylane)," Plastic and Reconstructive Surgery, vol. 117, Suppl, pp. 3S–34S, 2006.

62. Zimbler MS, Kokoska MS, Thomas JR, "Anatomy and pathophysiology of facial aging," Facial Plastic Surgery Clinics of North America, vol. 9, no. 2, pp. 179–187, 2001.

63. Ghersetich I, Lotti T, Campanile G, Grappone C, Dini G, "Hyaluronic acid in cutaneous intrinsic aging," International Journal of Dermatology, vol. 33, no. 2, pp. 119–122, 1994.

64. D'Agostino A, Stellavato A, Busico T, et al. "In vitro analysis of the effects on wound healing of high- and low-molecular weight chains of hyaluronan and their hybrid H-HA/L-HA complexes," BMC Molecular and Cell Biology, vol. 16, no. 1, 2015.

65. Stellavato A, Corsuto L, D'Agostino A, et al. "Hyaluronan hybrid cooperative complexes as a novel frontier for cellular bioprocesses re-activation," PLOS One, vol. 11, no. 10, 2016.

66. Shuster S, Black M, Mcvitie E, "The influence of age and sex on skin thickness, skin collagen and density," British Journal of Dermatology, vol. 93, no. 6, pp. 639–643, 1975.

67. Wilson J, Hunt T, Molecular Biology of the Cell, 4th ed. New York, NY: Garland Science; 2002.

68. Schuldiner M, Yanuka O, Itskovitz-Eldor J, Melton D, Benvenisty N, "Effects of eight growth factors on the differentiation of cells derived from human embryonic stem cells," Proceedings of the National Academy of Sciences of United States of America, vol. 97, no. 21, pp. 11307–11312, 2000.

69. Bafinco A, Aaronson S, Classification of Growth Factors and Their Receptors. Cancer Medicine 6. Hamilton, Ontario: BC Decker; 2003.

70. Barrientos S, Stojadinovic O, Golinko M, Brem H, Tomic-Canic M, "Perspective article: Growth factors and cytokines in wound healing," Wound Repair and Regeneration, vol. 16, no. 5, pp. 585–601, 2008.

71. Schaefer H, Lademann J, "The role of follicular penetration," Skin Pharmacology and Physiology, vol. 14, no. 1, pp. 23–27, 2001.

72. Marx R, "Platelet-rich plasma (PRP): What is PRP and what is not PRP?" Implant Dentistry, vol. 10, no. 4, pp. 225–228, 2001.

73. Kim D, Je Y, Kim C, et al. "Can platelet-rich plasma be used for skin rejuvenation? Evaluation of effects of platelet-rich plasma on human dermal fibroblast," Annals of Dermatology, vol. 23, no. 4, p. 424, 2011.

74. Marlovits S, Mousavi M, Gäbler C, Erdös J, Vécsei V, "A new simplified technique for producing platelet-rich plasma: a short technical note," European Spine Journal, vol. 13, no. S01, pp. S102–S106, 2004.

75. ECRI Institute. AHRQ Healthcare Horizon Scanning System Potential High Impact Interventions: Priority Area 01: Arthritis and Nontraumatic Joint Disease. (Prepared by ECRI Institute under Contract No. HHSA290201000006C.) Rockville, MD: Agency for Healthcare Research and Quality. June 2013. effectivehealthcare.ahrq.gov.

76. Rughetti A, Giusti I, D'Ascenzo S, et al. "Platelet gel-released supernatant modulates the angiogenic capability of human endothelial cells," Blood Transfusion, vol. 6, pp. 12–17, 2008.

77. Graziani F, Ivanovski S, Cei S, Ducci F, Tonetti M, Gabriele M, "The in vitro effect of different PRP concentrations on osteoblasts and fibroblasts," Clinical Oral Implants Research, vol. 17, no. 2, pp. 212–219, 2006.

78. Sclafani A. "Safety, efficacy, and utility of platelet-rich fibrin matrix in facial plasticsurgery," Archives of Facial Plastic Surgery, vol. 13, no. 4, 247, 2011.

79. Matz E, Pearlman A, Terlecki R, "Safety and feasibility of platelet rich fibrin matrix injections for treatment of common urologic conditions," Investigative and Clinical Urology, vol. 59, no. 1, p. 61, 2018.

第3章 额区

面部上三分之一由额区构成。发际线标示额区上界，眶上嵴界定额区下界。男性的眶上嵴较女性更为突出，它是位于眼睑上方的骨性结构（被眉毛覆盖）并作为额区和中面部的分界。颞嵴是额区两侧的边界，位于面部两侧[1-2]。参见图3.1。

额纹

额区的额纹是由额肌收缩产生。额肌负责上抬眉毛，并在形成面部表情中发挥重要作用。那些习惯通过面部表情来表达情绪的人终身会更频繁地收缩额肌。上睑下垂的患者通过额肌持续收缩来作为一种保持睁眼状态并维持视野的补偿机制。这反过来会导致肌肉运动更加活跃。由于肌张力增加，导致出现更深的贯穿额区的额纹。皱纹一般有两种类型，分别为动态纹（面部做表情时出现的皱纹）和静态纹（面部肌肉处于静息状态时仍存在的皱纹）。

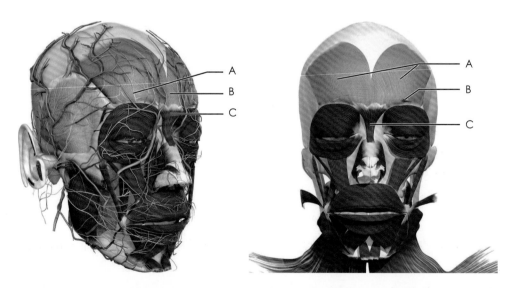

图 3.1 影响额区的肌肉。A：皱眉肌；B：额肌；C：降眉肌（Adapted from www.anatomy.tv with permission © Informa UK Ltd [trading as Primal Pictures], 2021.)

评级标准

额纹的严重程度可使用图 3.2 中的评级标准进行评估。

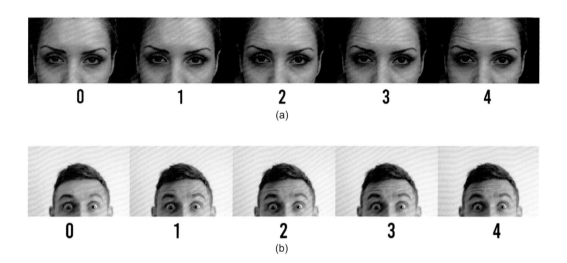

图 3.2 (a) 静态额纹评级；(b) 动态额纹（抬眉）评级。0 级 = 无皱纹，1 级 = 轻度皱纹，2 级 = 中度皱纹，3 级 = 重度皱纹，4 级 = 极重度皱纹（遵循 Merz 美学评分）

治疗方案

- 肉毒毒素

肉毒毒素 (A 型肉毒杆菌毒素) 通过抑制运动神经末梢释放的神经递质乙酰胆碱来发挥作用。乙酰胆碱从囊泡中释放出来后穿过神经肌肉接头，释放到终板区域，导致肌肉收缩。

肉毒毒素分子结构中的重链和轻链以二硫键连接的形式存在。肉毒毒素最初与胆碱能运动神经元外膜上的特定受区结合，通过靶细胞的内吞作用，肉毒毒素颗粒在运动神经元末端形成囊泡。之后，重链和轻链之间的连接断裂。轻链进入细胞质并分裂出 SNAP-25 蛋白（突触小体相关蛋白），形成 SNARE（ SNAP 受体 ）复合物[3]，继而抑制含有乙酰胆碱的囊泡的胞吐作用并抑制肌肉收缩。这种作用机制使肉毒毒素注射成为治疗动态纹的有效方法。

肉毒毒素通过肌内注射的方式进入额区的额肌。由于额肌是唯一的提眉肌肉，治疗时必须小心，确保注射至眉上缘 3 cm 以上的区域，以防出现眉下垂。尽管男性患者和那些前额较高或发际线后移的患者可能需要更高的剂量来获得美观的效果，但一般来说，10 ~ 15 个标准化单位的肉毒毒素已经足够。

- 皮肤填充剂

　　随着肌肉长期的收缩和衰老，部分患者可能会发现，不仅在做表情动作时会出现皱纹，肌肉放松时也会出现。对于额区的静态纹，可以选择透明质酸皮肤填充剂（最好先接受肉毒毒素治疗），有助于恢复该区域缺失的容量，呈现年轻柔顺的外观。皮肤填充剂注射至额区也可暂时性增加该区域胶原蛋白的合成。可沿静态纹（真皮层）注射低黏度、交联的皮肤填充剂以恢复该区域的容量。由于额区血管分布丰富，注射填充剂时必须谨慎操作。

联合治疗

- 肉毒毒素联合皮肤填充剂注射
- 皮肤换肤术
- 美塑疗法
- 激光治疗
- PRP 治疗

并发症

- 水肿（针刺损伤）
- 瘀斑（针刺损伤）
- 血管危象（皮肤填充剂注射）
- 坏死（皮肤填充剂堵塞动脉）
- 眉下垂（麻痹额肌下部肌纤维）
- 感染（未严格执行无菌操作）

眉间纹

　　眉间纹主要是由降眉肌和皱眉肌两块肌肉收缩引起的。这些肌肉协同收缩的结果会给人一种皱眉的外观，让人看起来不快和愤怒。降眉肌在眉间纵向收缩活跃时，会在跨越鼻梁的皮肤处产生折叠和褶皱。皱眉肌收缩导致沿眉毛走行的皮肤褶皱更为靠近。与额肌收缩造成的皱纹类似，衰老和环境因素会造成这些肌肉过度使用，从而导致额区出现更深的皱纹。

评级标准

眉间纹的严重程度可使用图 3.3 中的评级标准进行评估。

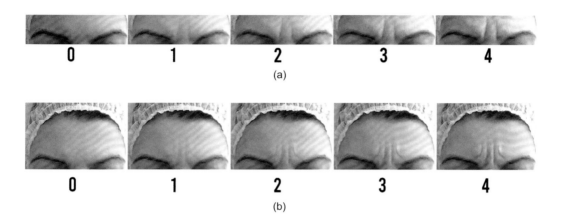

图 3.3　(a) 静态眉间纹评级。(b) 动态眉间纹（皱眉）评级。0 级 = 无皱纹，1 级 = 轻度皱纹，2 级 = 中度皱纹，3 级 = 重度皱纹，4 级 = 极重度皱纹（遵循 Merz 美学评分）

治疗方案

- 肉毒毒素

    与额纹类似，通过注射肉毒毒素可在该区域产生良好的效果。通常需要平均 15 ~ 25 个单位的剂量。在降眉肌和皱眉肌内侧进行深部注射非常重要，同时在皱眉肌外侧部分继续浅层注射可达到更好的疗效。所有注射点位应至少距离眶缘 1 cm。

- 皮肤填充剂

    可沿静态纹（真皮内）注射低黏度、交联的皮肤填充剂以恢复眉间容量（最好先接受肉毒毒素治疗）。由于该区域存在浅层小血管，在该区域注射填充剂时必须特别谨慎。

联合治疗

- 肉毒毒素联合皮肤填充剂注射
- 皮肤换肤术
- 美塑疗法
- 激光治疗
- PRP 治疗

并发症

- 水肿（针刺损伤）
- 瘀斑（针刺损伤）
- 血管危象（皮肤填充剂注射）
- 坏死（皮肤填充剂堵塞动脉）
- 感染（未严格执行无菌操作）

容量缺失和重塑

女性的面部特征是额区饱满，无明显眶上嵴。男性特征被认为是额区有轻度凹陷并有明显的眶上嵴。在某些文化中，饱满的额头也是家族兴旺的标志。时程性老化会导致额区的容量缺失，尤其是肌肉的萎缩。想要强化女性特征的患者可考虑接受额区容量填充治疗。

治疗方案

- 皮肤填充剂

通常在额区注射皮肤填充剂以补充缺失的容量或重塑该部位，可通过使用 27 G 锐针或 25 G 钝针将皮肤填充剂注射于骨膜上平面的层次。必须严格小心避开重要的血管（额区中部的滑车上动脉、额区内侧的眶上动脉以及额区外侧的颞浅动脉）。

- 自体脂肪

自体脂肪移植也可用于填充额区，类似于皮肤填充剂。皮肤填充剂和自体脂肪的主要差异将在第 11 章中进行介绍。

联合治疗

- 肉毒毒素联合皮肤填充剂注射
- 皮肤换肤术
- 美塑疗法
- 激光治疗
- PRP 治疗

并发症

- 水肿（针刺损伤）
- 瘀斑（针刺损伤）
- 血管危象（皮肤填充剂注射）
- 坏死（皮肤填充剂堵塞动脉）

- 感染（未严格执行无菌操作）

案例 1

年龄：32 岁。

性别：男性。

主诉：额区和眉间静态纹，但希望保留这些区域的面部表情动作（图 3.4）。

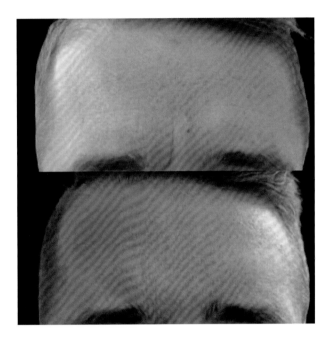

图 3.4 治疗前后对比

评级（治疗前）

- 眉间纹：3 级（重度）。
- 额纹：1 级（轻度）。

治疗方案

- 步骤 1：使用艾尔建公司（Allergan）的肉毒毒素（Botox，保妥适）（眉间 25 个单位，额区 10 个单位）（图 3.5）。

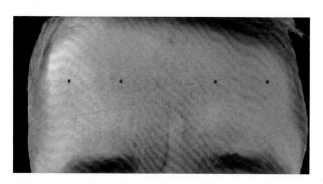

图 3.5 蓝点：单点注射 5 个单位 Botox；红点：单点注射 2.5 个单位 Botox

- 步骤 2：使用 Relife 公司的 Definisse Touch 进行皮肤填充（总共使用 1 ml）（图 3.6）（译者注：国内已上市同类产品有润致 Natural）。

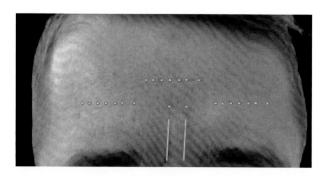

图 3.6 直线：逆向线性注射技术；多点：连续注射技术

- 步骤 3：使用 Obagi 公司的 Blu-Peel Radiance 进行浅层皮肤换肤术（图 3.7）（译者注：国内已上市同类产品有美国芯丝翠 NeoStrata）。

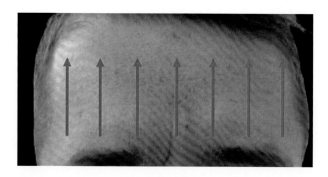

图 3.7 换肤治疗的方向

评级（治疗后）

- 眉间纹：0 级（无）。
- 额纹：0 级（无）。

案例 2

年龄：49 岁。

性别：女性。

主诉：额区动态额纹，但希望保留一些额区肌肉运动。

评级（治疗前）

额纹：3 级（重度）（图 3.8）。

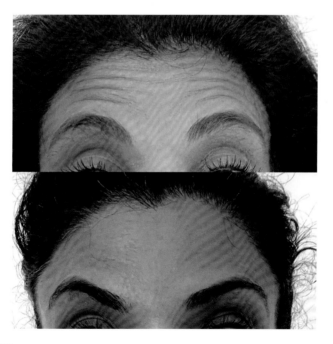

图 3.8 治疗前后对比

治疗方案

使用艾尔建公司（Allergan）的肉毒毒素（Botox，保妥适）（10 个单位）（图 3.9）。

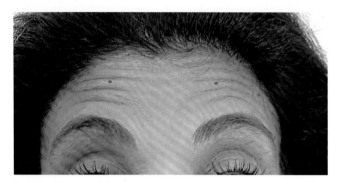

图 3.9　蓝点：2.5 个单位 Botox

评级（治疗后）

额纹：0 级（无）。

参考文献

1. Medical website. Forehead Anatomy. Accessed online on 5 May 2020. https://aibolita.com/surgical-treatment/52869-forehead-anatomy.html.
2. Forehead Anatomy: Surface Anatomy, Bones of the Forehead, Forehead and Scalp, 19 February 2020. https://emedicine.medscape.com/article/834862-overview?pa=9MvXuFaoPmIwI3Rk4%2B%2FgI678ODTn10E3dqN1lX8w%2F0HbORhYYi63zo0V2AImT8YHfNDL%2FblMpKBX7yWW5h%2FjnichrzF%2F7vlnSF6AEX%2F09M8%3D.
3. Rossetto O, Pirazzini M, Fabris F, Montecucco C, "Botulinum neurotoxins: Mechanism of action," Handbook of Experimental Pharmacology, 11 April 2020. https://doi.org/–10.1007/164_2020_355.

第4章　眶周区

　　眶周区包括骨性眶缘周围的区域和结构，包括眼睑、眉毛、眶下区和颞区（图 4.1）。由于该区域的时程性老化和光老化使眼周出现衰老表现，成功的非手术年轻化治疗通常需要结合微创治疗来恢复容量、抚平皱纹、改善肤色和舒缓面部表情肌。

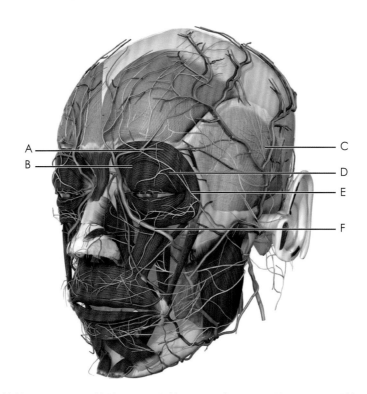

图 4.1　眶周区结构。A：眶上静脉；B：眼轮匝肌眶部；C：颞肌；D：眼轮匝肌睑部；E：面神经颧支；F：面静脉（Adapted from www.anatomy.tv with permission © Informa UK Ltd [trading as Primal Pictures], 2021.）

泪沟畸形和眶下区容量缺失

　　泪沟是沿着眶缘内侧部走行的凹陷，从内眦一直延伸至瞳孔中线[1-2]。凹陷区域被认为是由于眶缘下方眼轮匝肌插入处的深部脂肪缺失以及皮下脂肪缺乏所致[1]。凹陷还会因为上方内侧的眼袋和下方的中面部浅层脂肪而进一步加重[1,3]。患者常表现为泪沟区的阴影和凹陷，给人一种疲倦的外观，通过化妆品难以遮盖。这种阴影部分是由于覆盖该区域的皮肤较薄、色素沉着，且缺乏皮下脂肪，导致深色肌肉凸显出来。Sadick等人提出，泪沟畸形常与上颊部的投影相关，在先天性或衰老相关的上颌骨发育不全患者中可能更为常见[2]。当颧骨相对于眼球突度或角膜前部位置靠后时，就会产生一个负向量，从而导致黑眼圈的外观（图4.2）。

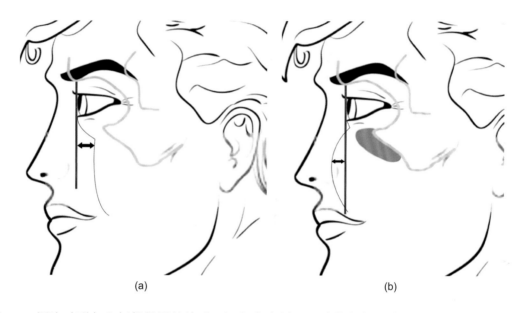

图4.2　泪沟畸形与上颊部投影的关系。（a）负向量即眼球较颊部更靠前，导致出现黑眼圈；（b）可通过注射皮肤填充剂使颊部和颧脂肪垫向前移位来纠正

随着年龄增长，眼球下方的皮下脂肪常会出现萎缩[3]。当萎缩轻微且局限于眶缘时，眶隔和眶缘之间的角度显现，从而产生颊中沟[1]。随着年龄增长，萎缩的面积扩大，产生一种下睑拉长、睑颊结合部下移的外观表现（图4.3）。

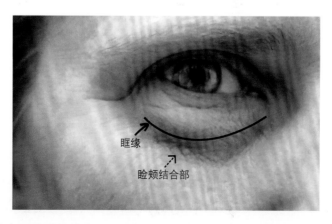

图4.3　皮下脂肪的广泛萎缩导致产生下睑拉长、睑颊结合部下移的外观表现

年轻面部的眼轮匝肌眶隔前部（覆盖眶隔）和眶部之间应该平滑过渡，与上颊区连续且无过渡点。值得注意的是，眼周的黑眼圈通常是多因素导致的。除容量减少外，皮肤厚度、松弛度、色素沉着、光敏性角化改变以及明显的皮下静脉湖都是影响因素。

严重程度评估

治疗开始前，评估眶下区容量缺失的严重程度非常重要。图 4.4 的评级标准可作为一个有助于患者临床评估的工具。

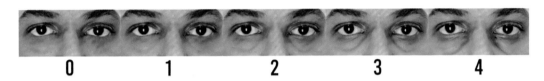

图 4.4　眶下区凹陷严重程度评级。0 级 = 无凹陷，1 级 = 轻度凹陷，2 级 = 中度凹陷，3 级 = 重度凹陷，4 级 = 极重度凹陷

治疗方案

皮肤填充剂

使用不同降解周期的透明质酸皮肤填充剂治疗，患者的满意度较高[4-5]。对于该解剖部位，理想的透明质酸皮肤填充剂应该是：①交联，以确保疗效的长效性；②弱亲水性，由小粒径的透明质酸组成，以免出现大面积水肿和体液潴留；③联合使用利多卡因可提高患者治疗的舒适度。

近年来已经发展出多种技术治疗泪沟和眶下区。锐针和钝针被医生广泛使用，两者使用的安全性均有文献数据支撑[4-6]。

25 G 和 28 G 钝针均可用于眶下区的治疗。钝针通常要置入眶缘颞侧以下 1.5 cm 的深层脂肪室。钝针应自然置入眼轮匝肌下的脂肪层——注射应缓慢轻柔，平均每侧需要注射 0.5 ~ 0.8 ml 透明质酸填充剂。

由于病因是浅层脂肪萎缩，纠正睑颊沟时仅需浅层注射。可采用 28 G 钝针在外眦下方置入皮下并沿睑颊沟进行治疗操作。

自体细胞治疗（脂肪和血小板）

利用患者自体细胞来改善外观一直是临床的一项重要技术手段。自体脂肪移植就是一个经典的方法，即从供区获取脂肪细胞进行处理，然后转移至受区。针对面部年轻化，采集的脂肪细胞可采用与皮肤填充剂同样的使用方法。由于细胞取自患者自体，因此无发生过敏或超敏反应的风险，也消除了产生包裹并形成肉芽肿的风险（有时部分皮肤填充剂会观察到）。传统上是通过外科抽脂术获取脂肪。然而，随着技术和科学研究的发展，研究人员发明了更安全的使用微导管采集脂肪的非手术方法，并可在无菌操作室中进行。

过去 10 年间，使用自体血小板（包括富血小板血浆和贫血小板血浆）进行面部年轻化治疗的数量大幅增加。一系列高浓度的生长因子被认为可通过血管新生、胶原新生和皮肤增厚，有助于注射区修复和恢复至更年轻的状态 [7]。通过一系列的深层和浅层注射可将含有血小板的血浆直接注射至眶下区。

最新的研究也表明，自体血小板和脂肪细胞联合使用可提高自体治疗效果和效果维持时间。血小板中的生长因子被认为可通过增加脂肪源性干细胞（adipose-derived stem cells, ASCs）的增殖和向脂肪细胞的分化来提高脂肪细胞的存活率，改善脂肪移植物的血管化，并能阻止移植的脂肪细胞出现凋亡 [8-9]。通过联合治疗还可改善移植区上层皮肤的营养。由于移植的脂肪不像透明质酸凝胶那样黏稠或形成占位，所以需要更大的注射量，通常每侧平均从 2 ml 起始 [8]。

联合治疗

- 皮肤换肤术（中 - 深层）
- 美塑疗法（例如透明质酸和维生素）
- 激光换肤（例如 YAG 或 IPL）
- 生长因子诱导疗法

并发症

- 血肿（针刺损伤）
- 逆行栓塞（常为锐针注射）
- 血管和神经压迫（过度填充或使用亲水性填充剂）
- 淋巴淤滞（淋巴系统损伤）
- 边缘不规则（产品注射不当或移位）
- 水肿（针刺损伤或亲水性填充剂）
- 感染（未严格执行无菌操作）
- 形成肉芽肿（对皮肤填充剂的反应）
- 丁达尔现象（浅层注射）
- 复视（神经血管束栓塞或压迫）
- 坏死和（或）失明（血管栓塞）
- 供区和受区不平整（脂肪获取和脂肪细胞凋亡）[8-9]

鱼尾纹

鱼尾纹是位于外眦周围的皱纹，常由眼轮匝肌肌张力增加所致。由于肌肉牢固地附着于表层皮肤，鱼尾纹通常沿纵向于肌纤维的方向扩展。

　　鱼尾纹的严重程度可用以下评级标准进行评估（图 4.5），需要医生同时评估患者的动态纹和静态纹。

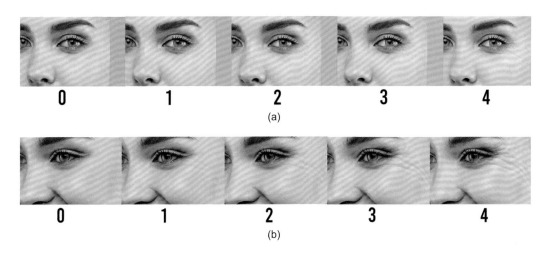

图 4.5　（a）静态鱼尾纹严重程度评级；（b）动态鱼尾纹严重程度评级。0 级 = 无皱纹，1 级 = 轻度皱纹，2 级 = 中度皱纹，3 级 = 重度皱纹，4 级 = 极重度皱纹（遵循 Merz 美学评分）

治疗方案

肉毒毒素

　　A 型肉毒毒素治疗安全、简单、有效且效果可预测。因此，该治疗方法深受医生和患者的喜爱。眶周区的肌肉组成和运动方式特别适合采用肉毒毒素治疗。事实上，由于 A 型肉毒毒素应用后可获得美学效果，鱼尾纹区已成为常见的治疗区域之一。治疗目的是改善由下方眼轮匝肌肌张力引起的动态和静态皱纹外观[10]。值得注意的是，在该区域注射肉毒毒素的目标应该是弱化肌肉，而非瘫痪肌肉，因为自然的表情和肌肉运动仍应该保持不变，以获得更令人满意的治疗效果。一般需要在每侧外眦周围（C 形区域）注射 3 个点位，每个点位注射 2.5 个标准单位的 A 型肉毒毒素。治疗后可使皮肤更平滑、无皱纹，疗效通常可维持 3 ~ 4 个月。重复治疗已被证明可延长疗效的维持时间[10-11]。

聚对二氧环己酮线

　　聚对二氧环己酮（polydioxanone，PDO）是一种结晶状、可生物降解、合成而非动物源性的无色聚合物[12]。化学上其是由多个重复的乙醚酯单位形成的聚合物，并通过对二氧环己酮单体的开环聚合形成。该材料已在外科长期、安全应用多年。PDO 线会在 6 ~ 8 个月后逐渐被水解，代谢产物通过肾清除[12-13]。眶周区使用 PDO 线治疗的目的是改善皱纹和肤质。因此，在该区域通常使用单股 PDO 线。多股 PDO 支架线材（multi-monofilament PDO scaffolds）已证明可安全有效地减少皱纹的出现；增加线材的密度（通过使它们排列更加紧密或层次更多）可以为支撑组织搭建一个更致密的结构框架。单股线通过异物反应诱导胶原蛋白合成，通过损伤愈合促进组织收缩。此外，还能观察到治疗区周围的弹力纤维新生，这也有助于提高美学效果[12]。单股 PDO 线通常植入真皮层；横向和斜向分布于外眦周围，更多的线材以垂直于前述线材的方向植入。用于该区域的单股线数量因人而异，平均每侧可植入 15～30 根。治疗亚洲人群时，医生所使用线材的数量要多得多，每侧可使用至 50 根以上。

联合治疗

- PDO（单股线）联合肉毒毒素
- 激光换肤（例如 YAG 和 IPL）
- 美塑疗法 [例如二甲氨基乙醇（DMAE）、透明质酸和维生素]
- 生长因子诱导疗法
- 皮肤填充剂填充颞区（高黏度的透明质酸）
- 提眉术

并发症

- 肿胀（针刺损伤）
- 瘀斑（针刺损伤）
- 感染（未严格执行无菌操作）
- 颧丘和（或）颧纹的形成或恶化（眼轮匝肌肌力减弱）

颞区凹陷

颞区由以下边界界定[1]：
- 上界是颞嵴
- 内界是眶外侧缘
- 下界是颧弓
- 外界是颞上线后部（标志之一是乳突顶部）

颞区的容量缺失出现最早，但往往是易被忽略的面部衰老征象之一。由于脂肪和肌肉容量的减少造成颞区的空虚和凹陷，导致眉外侧和眼睑的下垂，也可能导致较瘦的患者出现颧骨外露。因此，该区域明显凹陷的患者通常会出现疲劳和营养不良的外观表现，破坏了面部的和谐和平衡。

严重程度评估

图 4.6 的评级标准可作为一个有助于临床评估颞区凹陷严重程度的工具。

治疗方案

皮肤填充剂

填充该部位最有效的治疗方法是策略性地注射皮肤填充剂。对该区域的治疗通常会获得令人满意的效果，方法有深层和浅层两种不同的注射技术 [1]。

采用 27 G 长锐针进行深层注射，其目的是将填充剂注射至骨膜上。颞区的内上象限通常被认为是骨膜上注射皮肤填充剂的安全区。针体通常垂直于皮肤表面进针直至与骨面接触。进针点位于内上象限最深的凹陷点（通常在眶缘上方 1 cm、颞嵴外侧 1 cm），缓慢注射高黏度的透明质酸填充剂，一般每侧需要 2 ~ 3 ml 产品。

通常使用 21 ~ 25 G 钝针进行中等黏度透明质酸填充剂的浅层注射。一般需要用导引针做 2 ~ 3 个开口。传统开口的位置包括外眦、眉毛中三分之一和耳轮脚上方发际线 [1]。在颞浅筋膜和颞深筋膜之间的疏松结缔组织中注射填充剂（图 4.7），平均每侧注射 1 ~ 2 ml 产品。

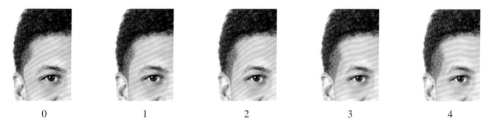

图 4.6　颞区凹陷严重程度评级。0 级 = 凸起，1 级 = 平整，2 级 = 轻度凹陷，3 级 = 中度凹陷，4 级 = 重度凹陷

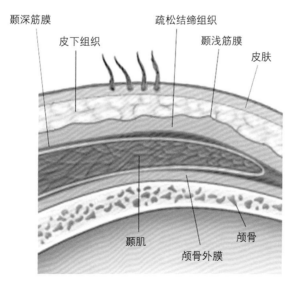

图 4.7　颞区横截面图

自体脂肪移植

患者自体获取的脂肪细胞中加入 PRP 可提高脂肪细胞的存活率，可通过浅层和深层骨膜上注射至相应解剖部位[8-9]。

丰富的脂肪组织意味着可获取更大量的脂肪用于面部年轻化。许多在颞区和额区注射自体脂肪的患者也能注意到其眉毛位置的显著变化，这可能是由于注射的填充剂有容量占位效应（平均每侧颞区 5.9 ml）[14-15]。

联合治疗

- 提眉术
- 鱼尾纹治疗
- 美塑疗法（例如维生素和透明质酸）
- 皮肤换肤术（浅层或中 - 深层）
- 激光换肤（例如 YAG 或 IPL）
- 生长因子诱导疗法

并发症

- 失明（该区域有大量血管在不同深度穿行）[16-17]
- 肿胀（针刺损伤）
- 瘀斑（针刺损伤）
- 感染（未严格执行无菌操作）
- 结节（产品注射不当或移位）
- 上睑下垂（压迫神经血管束）
- 眼肌麻痹（压迫神经血管束）
- 肉芽肿形成（对皮肤填充剂的反应）

上睑下垂

眼睑是眼球的保护罩，是人体皮肤最薄处。上睑向上延伸，由眉毛[18]与额区分界。下睑延伸至眶缘以下，并与面颊部较厚的组织相延续[1,18]。闭眼时，上睑和下睑的睑缘相互接触。除了保护眼球，眼睑还有助于产生和维持泪膜，而这是维持角膜活力所必需的。

随着年龄的增长，睑裂距离缩短非常常见，通常表现为上睑下垂和（或）皮肤松弛（眼睑皮肤冗余）。眼睑遮挡的程度可通过测量角膜边缘反射距离（marginal reflex distance，MRD）来分类（图 4.8）。从瞳孔光反射点到上睑的距离应该在 4 ~ 4.5 mm。任何减少都表示上睑沉重或下垂。

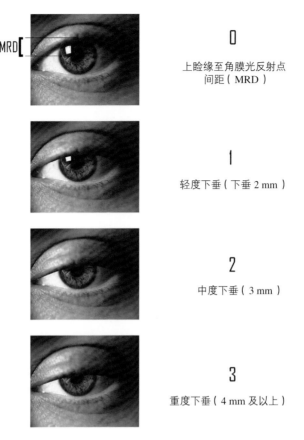

MRD

0

上睑缘至角膜光反射点
间距（MRD）

I

轻度下垂（下垂 2 mm）

2

中度下垂（3 mm）

3

重度下垂（4 mm 及以上）

图 4.8　角膜边缘反射距离。0 级 = 无上睑下垂（MRD=4 mm），1 级 = 轻度上睑下垂 2 mm
（MRD=2 mm），2 级 = 中度上睑下垂 3 mm（MRD=1 mm），3 级 = 重度上睑下垂 4 mm 或以上
（MRD 小于 1 mm）

治疗方案

等离子体电离

　　等离子体电离（plasma ionisation，PI）是医美领域中相对较新的治疗技术，近年来该方法
广受欢迎。等离子体电离通过升华过程中的非气化效应发挥作用。通过大气气体的电离形成等
离子体（物质的第四种状态），它可刺激皮肤纤维的收缩、缩短和紧致，从而减少皮肤表面积。
眶周年轻化治疗使用等离子体电离对紧致上睑和下睑周围的皮肤非常有效，也为患者提供了一
种眼睑成形术的替代治疗方案，并减少了治疗后的恢复时间和手术前后可能出现的各种并发
症。使用等离子体电离的优势包括即刻产生效果，因为无热量传递至周围区域，不会对周围
组织造成损伤。由此产生的组织收缩和紧致（而非去除）效果可与开放性手术相媲美[19]。

　　与所有非手术治疗一样，患者选择非常重要。这种治疗技术最适合于轻度至中度上睑皮
肤冗余或松弛的患者。在上睑采用点对点的方式进行治疗。每个点都是一个治疗点，治疗点
的间距约 2 mm。治疗终点是每个点上形成棕色结痂。治疗每侧平均需要约 15 分钟。

皮肤填充剂

当患者睑板上皱襞有容量缺失时，将透明质酸填充剂注射在该部位会导致上睑下垂[1]。建议使用 25 G 或 27 G 钝针，在瞳孔中线外侧进针以避开眶上神经血管束。填充剂沿眶缘注射至骨膜上平面。必须注意避免在眶缘下方注射。注射过程中将手指（非注射手）置于眶缘下方，为组织提供支撑并保护眼球。平均每侧注射 0.2 ~ 0.4 ml 皮肤填充剂。

联合治疗

- 鱼尾纹治疗（例如肉毒毒素）
- 提眉术
- 高黏度的皮肤填充剂填充颞区
- 相邻部位美塑治疗（例如维生素和透明质酸）

并发症

- 累及眼球（锐针、钝针或产品注射不当）
- 弥漫性水肿（针刺损伤）
- 大面积瘀斑（滑车上和眶上神经血管束损伤）
- 硬痂和结痂（等离子体电离治疗）
- 感染（未严格执行无菌操作）
- 色素沉着（未有效防晒）

眉毛移位

眉毛勾勒出眼睛，是面部的一个突出特征。它由以下五层结构组成[1]：
- 皮肤（密集的皮脂腺、汗腺以及毛囊）
- 将深层肌肉垂直连接至浅层皮肤结构的疏松结缔组织
- 肌肉组织
- 疏松结缔组织
- 骨膜

肌肉层可进一步分为浅层（额肌和眼轮匝肌）和深层（皱眉肌）。这两层通常在眉毛的不同位置相互交织，共同维持肌力平衡和眉毛位置[1]。

第四层（疏松结缔组织）与额部间隙在帽状腱膜下延续，这通常是眉毛随衰老而下垂的位置。图 4.9 所示为眉毛下垂严重程度评级，可作为临床评估的工具。

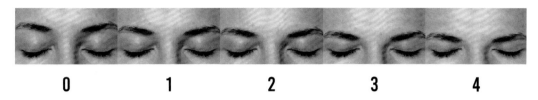

图 4.9 眉毛下垂严重程度评级。0 级 = 无下垂，1 级 = 轻度下垂，2 级 = 中度下垂，3 级 = 重度下垂，4 级 = 极重度下垂（遵循 Merz 美学评分）

治疗方案

肉毒毒素

额肌抬高眉毛，眼轮匝肌和皱眉肌则向内下牵拉眉毛。因此，可通过策略性地减弱皱眉肌和眼轮匝肌的肌力来提升眉毛，这将使额肌能够无拮抗地收缩。一般来说，在眉毛外侧单点注射 2.5 个标准单位的 A 型肉毒毒素，在皱眉肌的两侧（内侧和外侧）两个点注射 5 个标准单位的 A 型肉毒毒素，足以获得明显的提眉效果。然而，同样需要注意的是，额肌过量注射 A 型肉毒毒素可能导致眉下垂。如果出现这种情况，最好的办法是让肉毒毒素的作用自然消退。

填充剂

该解剖部位推荐使用 25 ~ 27 G 钝针注射中度交联的皮肤填充剂。眉区血管丰富，位于额肌上方，滑车上动脉、眶上动脉、颞浅动脉和泪腺动脉的分支在不同层次交叉并形成吻合[1]。此外，有一个广泛的静脉网引流血液至内眦。眉区治疗时可采用外侧和内侧注射技术，进针点分别位于眉毛外侧端下方和眉毛上方瞳孔中线外侧[1]。无论采用何种技术，重要的是确保钝针进入眶缘的顶部，填充剂注射至骨膜层上。填充剂（平均 0.2 ~ 0.4 ml）必须注射至眉毛的上缘并略低于眉毛，以产生提眉的效果[1]。

线材

眉毛随衰老而下垂，可采用多根可吸收线材植入额区的皮下层来提升眉毛。常见的材料包括 PDO、聚乳酸和聚己内酯。除刺激胶原蛋白合成并实现对皮肤的整体收紧作用外，这些线材还可通过倒刺或圆锥复位软组织[12-13]。通过将线材固定到特定的锚定点来机械性地提升软组织及其表面覆盖的皮肤。线材使用的数量为 1 ~ 5 根不等，取决于线材的类型及线材的提拉力。

联合治疗

- 肉毒毒素、线材与填充剂的联合应用
- 眼睑的治疗（例如等离子体电离和肉毒毒素）
- 高黏度皮肤填充剂补充颞区容量

并发症

- 眉下垂（肉毒毒素的使用剂量或注射方式不当）
- 静脉压迫和（或）坏死（皮肤填充剂注射方式不当）
- 弥漫性肿胀（针刺损伤）
- 大面积瘀斑（针刺损伤）
- 皮肤褶皱（埋线治疗，某些情况可能需要使用锐针机械性松解）
- 纤维化（埋线治疗）
- 感染（未严格执行无菌操作）

案例 1

年龄：49 岁。
性别：女性。
主诉：鱼尾纹。

评级（治疗前）

3 级（重度）（图 4.10）。

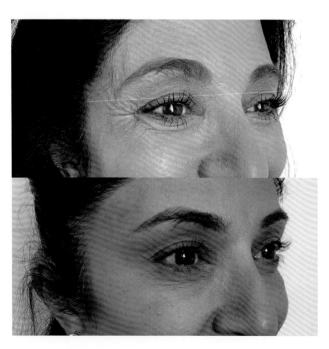

图 4.10　治疗前后对比

治疗方案

使用艾尔建（Allergan）公司的肉毒毒素（Botox，保妥适）（每侧眶周区 7.5 个单位，总共 15 个单位）（图 4.11）。

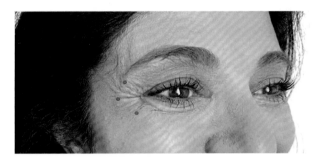

图 4.11　蓝点：每个点位注射 2.5 个单位肉毒毒素

评级（治疗后）

0 级（无）。

案例 2

年龄：38 岁。
性别：男性。
主诉：泪沟和眶下区凹陷（睑颊沟）。

评级（治疗前）

3 级（重度）（图 4.12）。

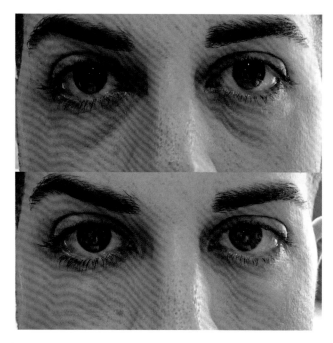

图 4.12　治疗前后对比

治疗方案

- 步骤1：使用Relife公司的Definisse Restore皮肤填充剂（每侧1 ml，共2 ml）（图4.13）（译者注：国内已上市产品有润致 Natural）。

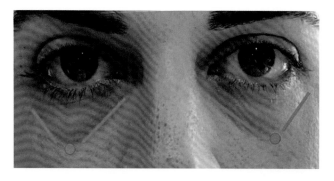

图 4.13　直线：逆向线性注射技术；圆点：点状注射技术

- 步骤 2：使用菲欧曼 FillMed 公司的 NCTF-135HA 进行美塑治疗（图 4.14）（译者注：国内已上市产品有润致动能素和丝丽动能素）。

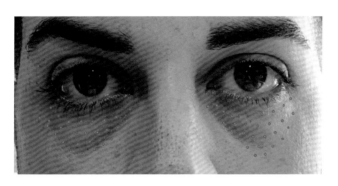

图 4.14　蓝点：连续穿刺技术

评级（治疗后）

0 级（无）。

案例 3

年龄：40 岁。

性别：女性。

主诉：上下眼睑皮肤松弛加重，轻度上睑下垂和眶下皱纹（图 4.15）。

治疗方案

使用 Jett Plasma 进行等离子体电离治疗（1 个疗程）（图 4.16 和图 4.17）。

效果

上下眼睑、眶下区紧致，眶下皱纹减少。

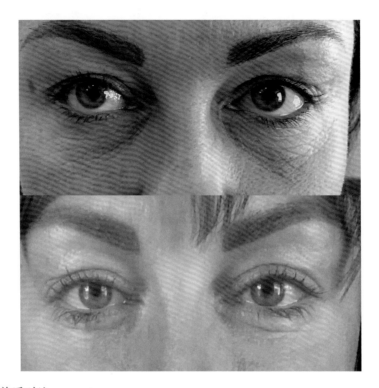

图 4.15 治疗前后对比

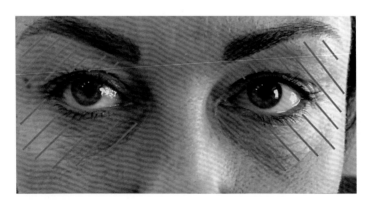

图 4.16 直线：平扫技术

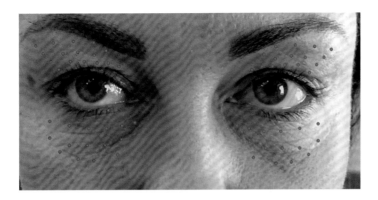

图 4.17　蓝点：单点技术

参考文献

1. Andre P, Garcia P. Anatomy and Volumising Injections. UK: E2e Medical Pub; 2012.
2. Sadick N, Bosniak S, Cantisano-Zilkha M, Glavas I, Roy D, "Definition of the tear trough and the tear trough rating scale," Journal of Cosmetic Dermatology, vol. 6, no. 4, pp. 218–222, 2007.
3. Gierloff M, Stohring C, Buder T, Wiltfang J, "The subcutaneous fat compartments in relation to aesthetically important facial folds and rhytides," Journal of Plastic, Reconstructive & Aesthetic Surgery, vol. 65, no. 10, pp. 1292–1297, 2012.
4. De Pasquale A, Russa G, Pulvirenti M, Di Rosa L, "Hyaluronic acid filler injections for tear-trough deformity: Injection technique and high-frequency ultrasound follow-up evaluation," Aesthetic Plastic Surgery, vol. 37, no. 3, pp. 587–591, 2013.
5. Sattler G, "The tower technique and vertical supraperiosteal depot technique: Novel vertical injection techniques for volume-efficient subcutaneous tissue support and volumetric augmentation," Journal of Drugs in Dermatology, vol. 11, no. 8, pp. s45-s47, 2012.
6. Berros P, Lax L, Bétis F, "Hyalurostructure treatment," Plastic and Reconstructive Surgery, vol. 132, no. 6, pp. 924e–931e.
7. Cameli N, Mariano M, Cordone I, Abril E, Masi S, Foddai M, "Autologous pure platelet-rich plasma dermal injections for facial skin rejuvenation," Dermatologic Surgery, vol. 43, no. 6, pp. 826–835, 2017.
8. Picard F, Hersant B, La Padula S, Meningaud J, "Platelet-rich plasma-enriched autologous fat graft in regenerative and aesthetic facial surgery: Technical note," Journal of Stomatology, Oral and Maxillofacial Surgery, 2017. Available at: http://dx.doi.org/10.1016/j.jormas.2017.05.005 [Accessed 4 Sep. 2017].
9. James I, Coleman S, Rubin J, "Fat, stem cells, and platelet-rich plasma," Clinics in Plastic Surgery, vol. 43, no. 3, pp. 473–488, 2016.
10. Gendler E, Nagler A, "Aesthetic use of BoNT: Options and outcomes," Toxicon, vol. 107, pp. 120–128, 2015.
11. Carruthers A, Bruce S, de Coninck A, et al. "Efficacy and safety of onabotulinumtoxinA for the treatment of crows feet lines," Dermatologic Surgery, vol. 40, no. 11, pp. 1181–1190, 2014.
12. Kim H, Bae I, Ko H, Choi J, Park Y, Park W, "Novel polydioxanone multifilament scaffold device for tissue regeneration," Dermatologic Surgery, vol. 42, no. 1, pp. 63–67, 2016.
13. De Masi F, De Masi R, De Masi E, "Suspension threads," Facial Plastic Surgery, vol. 32, no. 06, pp. 662–663, 2016.
14. Chiu C, "Objective evaluation of eyebrow position after autologous fat grafting to the temple and forehead," Aesthetic Plastic Surgery, 2017. Available at: http://dx.doi.org/10.1007/s00266-017-0881-4 [Accessed 4 Sep. 2017].
15. Shue S, Kurlander D, Guyuron B, Fat injection: A systematic review of injection volumes by facial subunit. Aesthetic Plastic Surgery, 2017. Available at: http://dx.doi.org/10.1007/s00266-017-0936-6 [Accessed 4 Sep. 2017].
16. Chen Y, "Fundus artery occlusion caused by cosmetic facial injections," Chinese Medical Journal (Engl), vol. 127, no. 8, pp. 1434–1437, 2014.
17. Breithaupt A, Jones D, Braz A, Narins R, Weinkle S, "Anatomical basis for safe and effective volumization of the temple," Dermatologic Surgery, vol. 41, pp. S278–S283, 2015.
18. Goldberg R. "Eyelid anatomy revisited," Archives of Ophthalmology, vol. 110, no. 11, pp. 1598, 1992.
19. Rossi E. "Applications of plasma exeresis in dermatology," Aesthetic Medicine, vol. 32, no. 11, pp. e411–e413, 2016.

第5章 鼻部

鼻部是面部最突出的特征部位。它是由非活动部分（额切迹、部分颧骨和鼻骨、上外侧软骨和鼻中隔）以及活动部分（下外侧软骨和上外侧软骨下部）所构成[1]。具体参见图5.1。

制订医美治疗方案时，必须将鼻部作为一个具有特定容量的独立单元考虑。其作为面部的一部分具有特定的比例，必须遵循这一比例以实现面部的整体和谐。为达到这种和谐，需要关注两个重要的角度：

- 鼻额角：从侧面轮廓进行评估，反映眉间和鼻背之间的角度。理想情况下，该角度应为115°~135°，男性的理想角度为130°，女性为135°（图5.1）[2-3]。
- 鼻唇角：同样是从侧面轮廓进行评估，反映鼻小柱和上唇之间的角度。男性应该在90°~95°，女性则在95°~100°（图5.2）[2-3]。

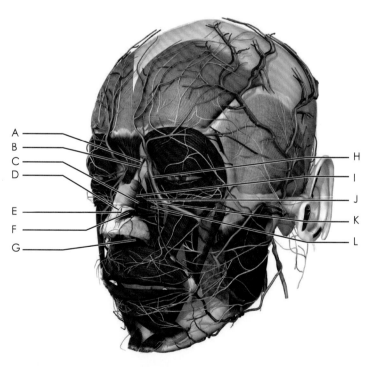

图5.1 鼻部结构。A：鼻背静脉；B：鼻背动脉；C：鼻肌横部（缩肌）；D：筛前静脉；E：筛前动脉；F：鼻肌翼部（张肌）；G：降鼻中隔肌（降肌）；H：面静脉；I：侧鼻动脉；J：面神经额支；K：面动脉；L：提上唇鼻翼肌（提肌）（Adapted from www.anatomy.tv with permission © Informa UK Ltd [trading as Primal Pictures], 2021.）

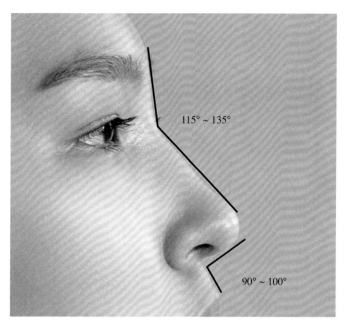

图 5.2 鼻额角和鼻唇角

此外，用皮肤填充剂增容唇部和颏区也有助于实现面部的整体和谐。在某些情况下，当与增容后的颏区和唇部达到正确平衡时（轮廓成形术），鼻部可能会显得更小巧或不突兀。

鼻部由浅至深的各层次结构包括[4]：

- 皮肤：鼻背处皮肤菲薄，并向鼻尖逐渐增厚；活动部位皮肤有更密集的皮脂腺分布。
- 皮下结缔组织：该层相对不发达，在鼻部活动部分形成一个少脂肪的清晰层次。
- 肌肉：该层包括提肌、降肌、缩肌和张肌。
- 软骨膜-骨膜：该层由相互连接的纤维组成，并将鼻锥体结构连接在一起。
- 血管和神经：血管通常细小且位于鼻部两侧。面神经运动支通过鼻部浅表肌肉腱膜系统相互连接以支配肌肉。

鼻额角和驼峰鼻

最常见的非手术鼻增容治疗可矫正鼻额角和驼峰鼻。这类缺陷在某些人群中更为突出，例如许多中国患者的鼻梁非常低，因此会寻求矫正鼻额角，以实现面部特征之间的和谐。

严重程度评估

理想的鼻额角在 115° ~ 135°（如上所述）。为了评估驼峰鼻的临床严重程度，图 5.3 中的评级标准可作为一种有助于评估患者的工具。

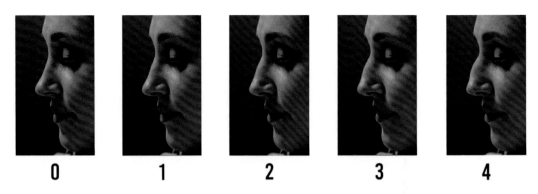

图 5.3 驼峰鼻严重程度评级。0 级 = 无驼峰，1 级 = 轻度驼峰，2 级 = 中度驼峰，3 级 = 重度驼峰，4 级 = 极重度驼峰

治疗方案

皮肤填充剂

不同的容量填充剂已被用于医学鼻整形术。除具有较高的安全性外，注射产品还必须具有在填充空间内扩散的能力。因此，不可吸收的产品不推荐用于该解剖区域，透明质酸填充剂仍然是理想的选择。

为了纠正或调整鼻额角，可使用 27 G 锐针注射高交联度的透明质酸。只能在鼻中线进行注射以免注入血管。针体以 45° 角刺入皮肤并直达骨膜。非注射手的拇指和示指应对鼻骨侧壁施加压力，以防止填充剂扩散至下眼睑和泪沟。通常，0.2 ~ 0.3 ml 足以获得美观的效果。

对于驼峰鼻，驼峰上下应注射高交联透明质酸填充剂以塑造鼻部的平滑外形。出于安全考虑，应沿鼻中线进行注射。一般来说，驼峰鼻上方需要更多的注射量，但总共需要 0.3 ~ 0.4 ml。

联合治疗

- A 型肉毒毒素
- 皮肤换肤术（浅层）
- 皮肤填充剂增容颏区和唇部

并发症

- 血肿（针刺损伤）
- 坏死（血管栓塞或压迫）
- 眶下区水肿（产品扩散）
- 边缘不规则（产品注射不当）
- 水肿（针刺损伤或亲水性填充剂）

- 感染（未严格执行无菌操作）
- 丁达尔现象（浅层注射）

鼻背纹

鼻背纹是鼻梁和鼻部侧面形成的皱纹。它们通常随面部表情动作比如皱眉而显得更为明显。与所有动态纹一样，由于鼻肌肌张力的增加和衰老相关的皮肤变化，鼻背纹通常随年龄增长而逐渐加深。部分患者可能会注意到肉毒毒素治疗后鼻背纹的加重——这是由于其他面部表情肌放松后，在做表情时鼻部肌肉张力增加所致。

严重程度评估

图 5.4 中的评级标准可作为一种有助于评估鼻背纹临床严重程度的工具。

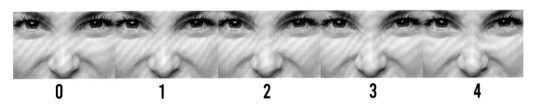

图 5.4 动态鼻背纹严重程度评级。0 级 = 无皱纹，1 级 = 轻度皱纹，2 级 = 中度皱纹，3 级 = 重度皱纹，4 级 = 极重度皱纹（遵循 Merz 美学评分）

治疗方案
肉毒毒素

鼻背纹通过肉毒毒素治疗后通常效果很好。在鼻侧鼻肌收缩程度最大的点位注射 4 ~ 5 个单位的 A 型肉毒毒素以放松肌肉。与所有肉毒毒素治疗一样，单次治疗后可能最多需要 2 周时间就能获得理想的治疗效果。为了避免注射至周围肌肉，注射要远离鼻颊交界处。

联合治疗

- 皮肤换肤术（浅层）
- 皮肤填充剂增容鼻背

并发症

- 血肿（针刺损伤）
- 上唇下垂（注射至周围肌肉）

- 肿胀（针刺损伤）
- 感染（未严格执行无菌操作）

鼻尖

鼻尖增容是手术和非手术鼻整形术中都很受欢迎的治疗项目。由于其安全性高，透明质酸可注射至鼻部活动区和非活动区。因此，可对鼻尖进行精细而令人满意的调整，以强化其外形或增加其突度和旋转度。相应地对患者进行预期管理非常重要，因为鼻尖增容可在强化和修饰维度获得明显的效果，但它们不会显著改变鼻部的大小或外形（可以通过手术实现）。

严重程度评估

鼻部的突度和旋转度可使用图5.5和图5.6中的评级标准进行评估。

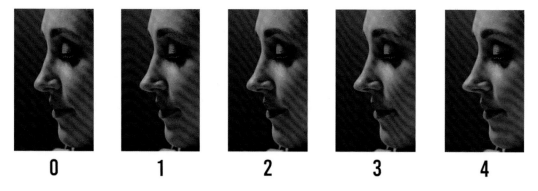

图5.5   鼻尖突度评级。0级=最小突度的鼻尖，1级=轻度突出的鼻尖，2级=中度突出的鼻尖，3级=重度突出的鼻尖，4级=极重度突出的鼻尖

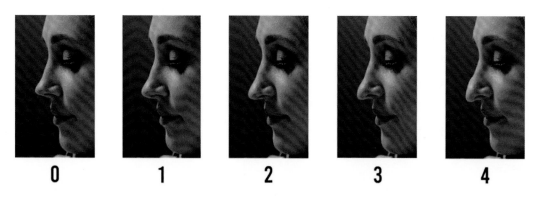

图5.6   鼻尖旋转度评级。0级=重度上旋，1级=轻度上旋，2级=水平，3级=轻度下旋，4级=重度下旋

治疗方案

皮肤填充剂

应使用高交联度的透明质酸皮肤填充剂以确保稳定的效果。鼻尖属于敏感区域，较厚的皮肤牢固地附着于皮下软骨组织上，因此皮肤张力较高。如果注射点过多，注射产品通常会被挤出。建议使用 27 G 锐针并采用 1 ~ 2 个进针点，在针尖尖端以放射状注射填充剂。一般来说，缓慢且平稳地注射 0.2 ~ 0.3 ml 皮肤填充剂，尽可能减少血管损伤或栓塞以避免组织坏死。值得注意的是，鼻尖颜色不应因为充填而变得苍白（血管栓塞迹象）。每侧鼻翼基底骨膜上注射 0.2 ml 相同的皮肤填充剂可进一步强化最终效果。鼻尖会显得更柔和、窄小，轮廓更清晰。

为了改善鼻尖旋转度和（或）鼻小柱的外观，可使用 27 G 锐针直达鼻棘上深度（骨膜上）注射高交联度的透明质酸皮肤填充剂以增大鼻唇角。可进行更浅层的注射以平衡鼻小柱的形态。通常需要注射 0.2 ~ 0.3 ml。

肉毒毒素

在某些情况下（比如做微笑和大笑等面部表情时），鼻尖会向下突出。这主要是由于降鼻中隔肌的收缩导致，并可能会加重因衰老而出现的鼻尖自然下垂。可以直接在鼻中隔下方注射 2 个单位的 A 型肉毒毒素来治疗。

部分患者可能鼻翼较宽，容易张开，这是由于鼻肌翼部活动过度所致。可通过在每侧注射 5 ~ 10 个单位的 A 型肉毒毒素来纠正。然而，这仅适用于那些能自主张开鼻孔的患者。上述人群的治疗会减小鼻孔的正面直径，从而在不干扰呼吸的情况下获得更窄小的鼻尖。

联合治疗

- 皮肤填充剂增容颊区和唇部。

并发症

- 血肿（针刺损伤）
- 坏死（血管栓塞或压迫）
- 边缘不规则（产品注射不当）
- 水肿（针刺损伤或亲水性填充剂）
- 感染（未严格执行无菌操作）
- 丁达尔现象（浅层注射）

案例 1

年龄：47 岁。

性别：女性。

主诉：鼻尖下旋，同时寻求改善鼻额角。

评级（治疗前）

- 鼻尖旋转度：4 级（重度下旋）。
- 鼻尖突度：0 级（最小突度）（图 5.7）。

治疗方案

- 使用 Relife 公司的 Definisse Restore 皮肤填充剂（总共使用 1 ml）（图 5.8）（译者注：国内已上市产品有润致 5 号）。

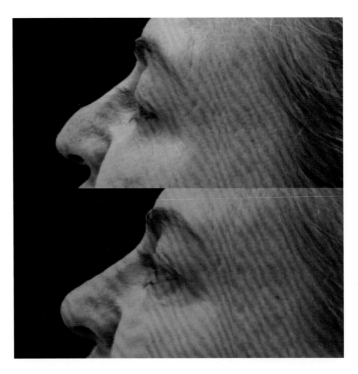

图 5.7　治疗前后对比

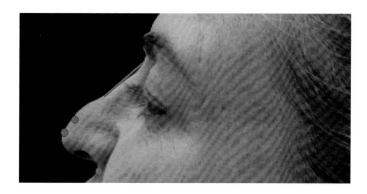

图 5.8　直线：逆向线性注射技术；圆点：点状注射技术

评级（治疗后）

- 鼻尖旋转度：2 级（水平）。
- 鼻尖突度：1 级（轻度突出）。

案例 2

年龄：25 岁。

性别：女性。

主诉：改善鼻尖突度。

分级（治疗前）

0 级（最小突度）（图 5.9）。

治疗方案

使用 Relife 公司的 Definisse Restore 皮肤填充剂（总共使用 0.5 ml）（图 5.10）（译者注：国内已上市产品有润致 5 号）。

评级（治疗后）

1 级（轻度突出）。

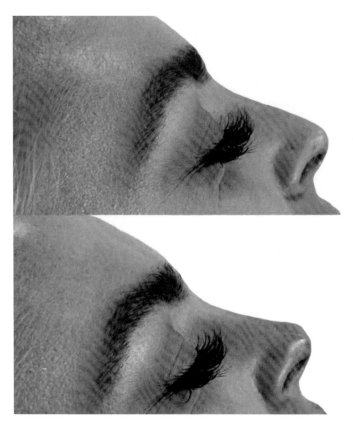

图 5.9　治疗前后对比

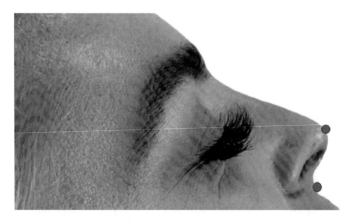

图 5.10　圆点：点状注射技术

参考文献

1. Anderson KJ, Henneberg M, Norns RM, "Anatomy of the nasal profile," Journal of Anatomy, vol. 213, no. 2, pp. 210–216, 2008.
2. Naini FB, Cobourne MT, Garagiola U, McDonald F, Wertheim D, "Nasofrontal angle and nasal dorsal aesthetics: A quantitative investigation of idealized and normative values," Facial Plastic Surgery, vol. 32, no. 4, pp. 444–451, 2016.
3. Ravichandran E, Ravichandran S, "Male vs. female facial rejuvenation," Aesthetics Journal, vol. 2, no. 11, 2015.
4. Ozturk CN, Larson JD, Ozturk C, Zins JE, "The SMAS and fat compartments of the nose: An anatomical study," Aesthetic Plastic Surgery, vol. 37, no. 1, pp. 11–15, 2013.

第 **6** 章 颊部

　　饱满的颊部是青春的象征。因此，颊部作为最常见的面部医美治疗部位之一也就不足为奇了。整个颊部从鼻唇沟开始，延伸至颧突。随着时程性老化的发生、脂肪室的容量缺失和组织移位，加上骨骼的变化，导致颊部曲线变直。由于浅层脂肪室牢固地附着于皮肤，但松散地附着于浅表肌肉腱膜系统，故容量缺失时会导致颊部皮肤的假性下垂[1]。参见图 6.1 和图 6.2。

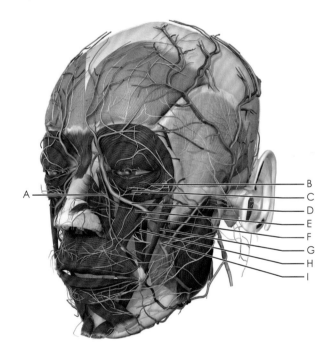

图 6.1　颊部结构。A：面动脉；B：面神经颧支；C：眼轮匝肌眶部；D：面静脉；E：提上唇肌；F：颧小肌；G：颧大肌；H：提上唇鼻翼肌；I：面神经上颊支（Adapted from www.anatomy.tv with permission © Informa UK Ltd [trading as Primal Pictures], 2021.)

颊中沟

　　颊中沟位于颊中部，从鼻颊沟开始向外下方倾斜走行。它分隔两个不同解剖学特征的结构，即位于颊中沟内侧的鼻唇脂肪室和位于颊中沟外侧的颊内浅脂肪室[2]。请参见图 6.3。

严重程度评估

　　颊中沟的严重程度从轻度凹陷至重度凹陷，其严重程度与颊部容量相关。图 6.4 中的评级标准可作为患者临床评估的工具。

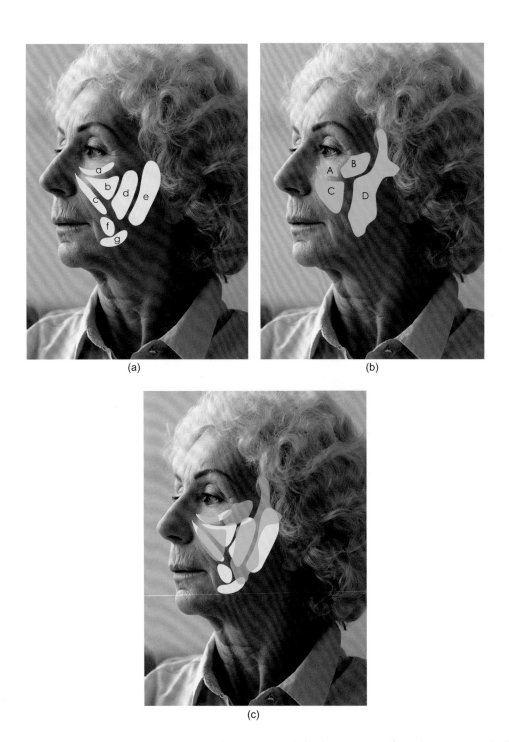

图 6.2　(a) 颊部浅层脂肪室。a：眶下脂肪室；b：颊内侧脂肪室；c：鼻唇脂肪室；d：颊中间脂肪室；e：颊外侧脂肪室；f：下颌上脂肪室；g：下颌下脂肪室。(b) 颊部深层脂肪室。A：内侧眼轮匝肌下脂肪；B：外侧眼轮匝肌下脂肪；C：颊内深脂肪室；D：颊脂垫。(c) 颊部浅层和深层脂肪室的相互关系 (Adapted from Fundarò S, Mauro G, Di Blasio A, et al. [2018] Anatomy and aging of cheek fat compartments, *Med Dent* Res. 2: DOI: 10.15761/MDR.1000111 under Open Access.)

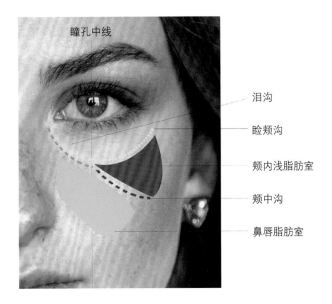

图 6.3　颊中沟的位置

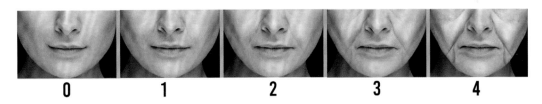

图 6.4　颊中沟严重程度评级。0 级 = 饱满的颊部，1 级 = 轻度凹陷的颊部，2 级 = 中度凹陷的颊部，3 级 = 重度凹陷的颊部，4 级 = 极重度凹陷的颊部（遵循 Merz 美学评分）

治疗方案

皮肤填充剂

容量缺失是造成颊中沟的主要原因，用皮肤填充剂补充容量可获得满意的效果。可用于该部位的理想皮肤填充剂是：

- 交联以确保治疗的长效性。平均而言，该部位注射皮肤填充剂的效果应维持 9 ~ 12 个月。
- 高黏度和强提升力（ G'- 弹性模量）以确保注射后能形成最佳的突度 [3]。
- 中等内聚力以达到自然的效果，组织融合和填充剂的稳定性之间适度平衡 [3]。
- 高 G"（黏性模量）以确保精确修整轮廓并降低产品移位的风险 [3]。
- 联合使用利多卡因以提高患者的舒适度。

治疗过程中患者应垂直坐位，避免平躺。

治疗区应是颊中沟外侧的一个三角形区域。它的内侧界是颊中沟，外侧界是颧弓隆起，上界是睑颊交界部[1]。

可用 25 G 钝针来有效填充该区域。皮肤填充剂应注射至骨膜上层，呈扇形注射，从颊中沟外侧开始延伸至颧弓（图 6.5）[1]。

深层注射皮肤填充剂意味着在治疗过程中所需的产品量较多，而采用这种技术治疗后发生可见或皮下可触及不规则结节的风险较小。

有些患者需要更浅层的注射，可通过在颧骨区做第二个进针点来实现[1]。这种交叉注射技术有助于在容量缺失较大的部位进行容量补充和矫正（图 6.6）。

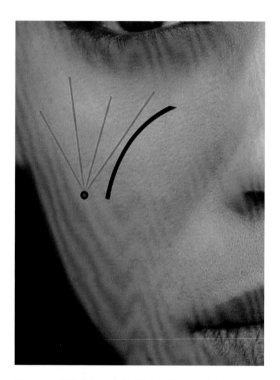 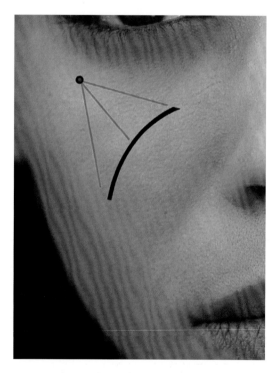

图 6.5　深层注射皮肤填充剂矫正颊中沟　　　**图 6.6**　浅层注射皮肤填充剂矫正颊中沟

双向倒刺线

近年来，面部线材的使用不断发展，市面上很容易获得大量设计不同的线材。制作材料从短效的聚对二氧环己酮（PDO），到更持久的材料如聚乳酸和聚己内酯。

双向倒刺线在治疗颊中沟时特别有效，因为它们能够从三维立体的角度复位软组织，而非仅仅是二维的"提升"概念。将线材埋入浅层脂肪时，汇聚的倒刺会牢固地钩住软组织。临床医生通过掐捏动作（将软组织固定于倒刺）利用一组倒刺有效地复位脂肪室，另一组倒刺则作为颧骨上的锚定点，因为该处组织的活动度较小。该技术在面部两侧各使用 2~3 根线材，可有效纠正皮肤的假性下垂。最终效果的维持时间因线材不同而异，使用更持久的材料时，效果可达 24 个月（图 6.7）。

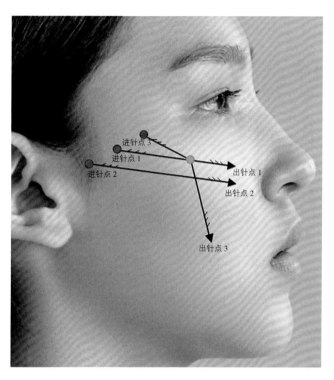

图 6.7 双向倒刺线复位颊部软组织的埋置方法

自体脂肪

脂肪可从不需要的"顽固"部位获取，并在其他部位重新进行注射。其填充的概念类似于皮肤填充剂的注射，注射也可使用钝针操作。已证明使用富血小板血浆处理的脂肪细胞能在移植后存活得更好，并产生更持久的效果[4]。皮肤填充剂和自体脂肪之间的主要区别在第 11 章中阐述。

联合治疗

- 皮肤填充剂 / 脂肪联合埋线技术
- 皮肤换肤术
- 高强度聚焦超声（HIFU）
- 美塑疗法
- 激光换肤

- 生长因子诱导疗法

并发症

- 血肿
- 皮肤褶皱（埋置的线材分布不均）
- 神经性疼痛（线材牵拉感觉神经分支）
- 血管和神经压迫（过度填充或使用亲水性填充剂）
- 淋巴淤滞（淋巴系统受损）
- 边缘不规则
- 水肿
- 感染
- 肉芽肿形成
- 丁达尔现象（浅层注射）
- 坏死
- 供区和受区部位不平整（脂肪获取和脂肪细胞凋亡）

颊部增容

上述技术和治疗方法也可用于无颊中沟情况下的颊部增容（内侧和外侧）。最终效果是改善鼻唇沟和下颌线，以及形成更有棱角的中面部轮廓，大多数人认为这样可能更具有吸引力。如果注射皮肤填充剂，关键是注射深度要在颧弓、颧突和颊部前内侧的骨膜上层，以防止后期出现任何可见的不平整[1]。颧骨下和颊部下外侧（腮腺区）应在皮下层注射[1]。了解该部位男性和女性面部之间的差异也至关重要，以避免任何不必要的女性化或男性化改变。MRI 研究表明，女性颊部内侧的浅层脂肪要比面部其他部位的浅层脂肪厚 1.5 倍，而男性面部脂肪则分布均匀[5-6]。

案例 1

年龄：70 岁。
性别：女性。
诉求：颊部容量缺失、颊中沟、睑颊沟、泪沟。

评级（治疗前）

- 颊中沟：4 级（极重度）（图 6.8）。

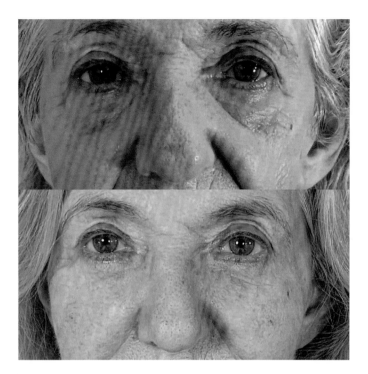

图 6.8　治疗前后对比

- 眶下凹陷：4 级（极重度）（图 6.9 ）。

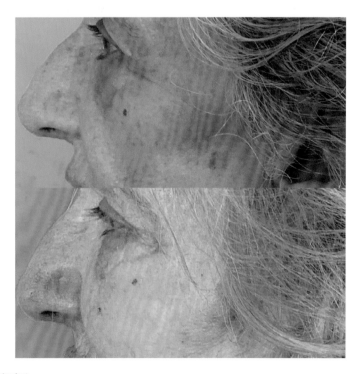

图 6.9　治疗前后对比

治疗方案

- 步骤1：使用Relife公司的Definisse Restore皮肤填充剂注射眶下区（总共使用1.5 ml）（译者注：国内已上市产品有润致 Natural），颊部和颊中沟注射 Definisse Core（总共使用3 ml）（译者注：国内已上市产品有润致 Natural 和润致 3 号）（图 6.10）。

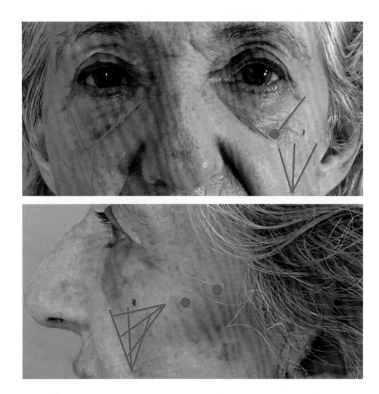

图 6.10　直线：逆向线性注射技术；圆点：点状注射技术

- 步骤 2：使用 Relife 公司的 Definisse Free Floating 线材复位颊部组织（每侧使用 3 根线材，总共 6 根线材）（译者注：国内已上市产品有悦升线——自由移动线）（图 6.11）。
- 步骤 3：使用 Definisse Classic Peel 进行皮肤换肤术（译者注：国内已上市产品有美国芯丝翠 NeoStrata）（图 6.12）。

评级（治疗后）

- 颊中沟：0 级（无）。
- 眶下凹陷：4 级（无）。

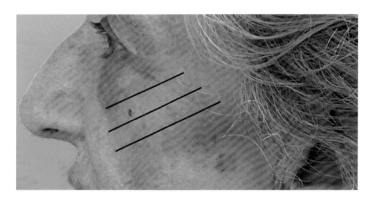

图 6.11 直线：线材的位置

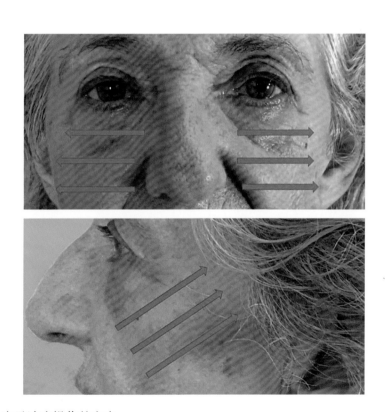

图 6.12 箭头表示治疗操作的方向

案例 2

年龄：40 岁。

性别：女性。

主诉：面部轮廓不清且面部不对称（图 6.13）。

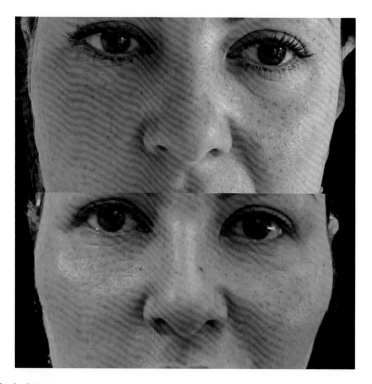

图 6.13　治疗前后对比

治疗方案

- 步骤 1：颊部使用 Definisse Core 皮肤填充剂（总共使用 3 ml）（译者注：国内已上市产品有润致 3 号）（图 6.14）。
- 步骤 2：使用 Definisse Classic Peel 进行皮肤换肤术（译者注：国内已上市产品有美国芯丝翠 NeoStrata）（图 6.15）。

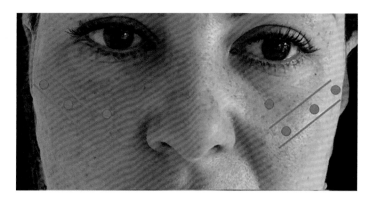

图 6.14　直线：逆向线性注射技术；圆点：点状注射技术

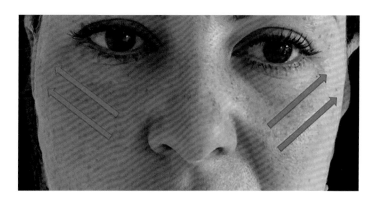

图 6.15　箭头表示治疗操作的方向

参考文献

1. Andre P, Azib N, Berros P, et al. eds. Anatomy and Volumising Injections. Paris: E2e Medical Pub.; 2012.
2. Mendelson BC, Jacobson SR, "Surgical anatomy of the midcheek: Facial layers, spaces, and the midcheek segments," Clinics in Plastic Surgery, vol. 35, no. 3, pp. 395–404, 2008.
3. Salti G, Fundaro SP, "Evaluation of the rheologic and physicochemical properties of a novel hyaluronic acid filler range with eXcellent Three-Dimensional Reticulation (XTR™) technology," Polymers, vol. 12, no. 8, p. 1644, 2020.
4. Li Y, Mou S, Xiao P, et al. "Delayed two steps PRP injection strategy for the improvement of fat graft survival with superior angiogenesis," Scientific Reports, vol. 10, no. 1, p. 5231, 2020.
5. Wysong A, Kim D, Joseph T, MacFarlane DF, Tang JY, Gladstone HB, "Quantifying soft tissue loss in the aging male face using magnetic resonance imaging," Dermatologic Surgery, vol. 40, no. 7, pp. 786–793, 2014.
6. Wysong A, Joseph T, Kim D, Tang JY, Gladstone HB, "Quantifying soft tissue loss in facial aging: A study in women using magnetic resonance imaging," Dermatologic Surgery, vol. 39, no. 12, pp. 1895–1902, 2013.

第**7**章 口周区

　　口周区的范围从鼻下延伸至颏区。口周区主要的医美治疗部位是唇部、鼻唇沟和木偶纹。口周区是面部活动最多的区域，因此被认为是最难治疗的区域之一。此外，该部位还有一个复杂的血管系统。医生必须熟悉口周解剖，从而识别高危部位以防止严重不良反应的发生（图 7.1 和图 7.2）[1]。生活方式和外源性因素，例如吸烟、饮食、晒伤和牙齿健康受损，也容易影响该部位。

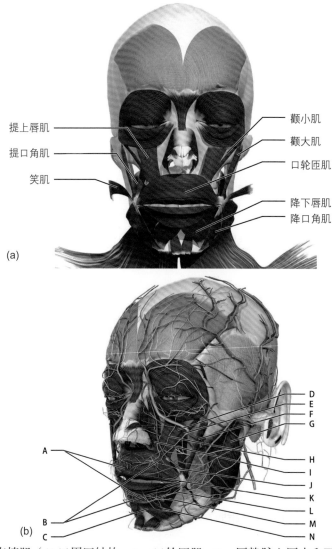

图 7.1　(a) 面部表情肌；(b) 口周区结构。A：口轮匝肌；B：唇静脉上唇支和下唇支；C：降下唇肌；D：提上唇肌；E：颧小肌；F：颧大肌；G：咬肌；H：面神经颧支；I：提上唇鼻翼肌；J：面神经上颊支；K：唇动脉上唇支和下唇支；L：面神经下颊支；M：面神经下颌缘支；N：下牙槽神经颏支（Adapted from www.anatomy.tv with permission © Informa UK Ltd [trading as Primal Pictures], 2021.）

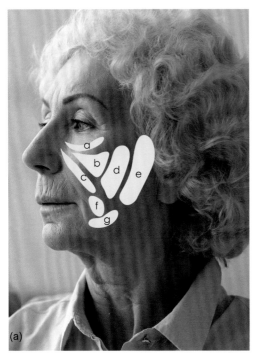

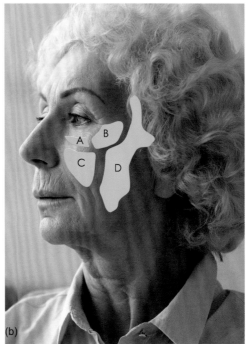

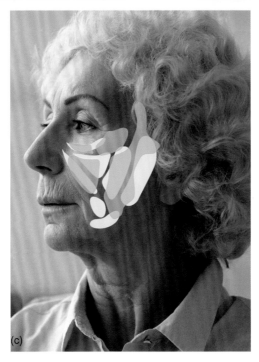

图 7.2 (a) 颊部浅层脂肪室。a：眶下脂肪室；b：颊内侧脂肪室；c：鼻唇脂肪室；d：颊中间脂肪室；e：颊外侧脂肪室；f：下颌上脂肪室；g：下颌下脂肪室。(b) 颊部深层脂肪室。A：内侧眼轮匝肌下脂肪；B：外侧眼轮匝肌下脂肪；C：颊内深脂肪室；D：颊脂垫。(c) 颊部浅、深层脂肪室的相互关系（Adapted from Fundarò S, Mauro G, Di Blasio A, et al. [2018] Anatomy and aging of cheek fat compartments, Med Dent Res. 2: DOI: 10.15761/MDR.1000111 under Open Access）

唇部饱满度、口周纹和露龈笑

饱满而精致的唇部代表了美貌和吸引力，尤其是女性面部。由于衰老导致的唇部形态变化包括 [1-2]：

- 容量减少和外形变薄，特别是上唇。
- 口轮匝肌张力增加导致口周纹。
- 唇红容量缺失导致唇缘变钝。
- 肌力减弱导致唇部变长。
- 微笑时唇纵向变窄、横向变宽，上颌牙齿露出减少，下颌牙齿露出增多。

露龈笑是一种患者微笑时露出过多牙龈的状态。患者微笑时，露出 3 mm 或以上的牙龈组织，就会显得牙龈露出过多 [1-2]。有些患者容易出现这种微笑，比如鼻基底和丘比特弓之间距离较短的患者，以及那些面部凸面型轮廓并伴有鼻前突和颏区发育不良的患者。

口腔科在修复口周区时也发挥了重要作用，不仅是针对老年人。口周软组织的修复技术将进一步提高美容修复口腔科的医美治疗效果。

治疗口周区时需要注意男性和女性的面部特征不同。男性唇部更薄（尤其是上唇），人中宽大，口裂也更宽 [3]。

评级标准

- 唇部饱满度可使用图 7.3 中的评级标准进行评估。
- 口周纹的严重程度可使用图 7.4 中的评级标准进行评估。

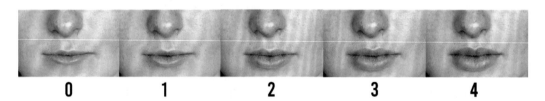

0   1   2   3   4

图 7.3 唇部饱满度评级。0 级 = 非常薄，1 级 = 薄，2 级 = 中厚，3 级 = 厚，4 级 = 饱满（遵循 Merz 美学评分）

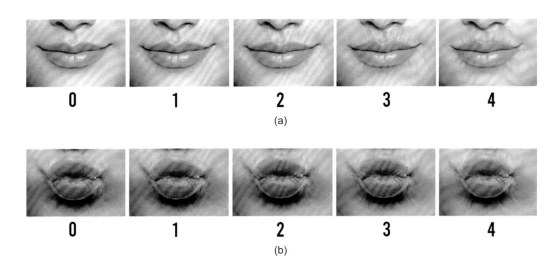

图 7.4 (a) 静态口周纹严重程度评级；(b) 动态口周纹严重程度评级。0 级 = 无皱纹，1 级 = 轻度皱纹，2 级 = 中度皱纹，3 级 = 重度皱纹，4 级 = 极重度皱纹（遵循 Merz 美学评分）

治疗方案

皮肤填充剂

短效填充剂已成为唇部年轻化的治疗选择。交联透明质酸填充剂的效果可维持长达 6 ~ 12 个月。

注射用填充剂进行口周区填充时需要技巧和经验，以避免并发症的发生，治疗后也可获得一个自然的外观。由于唇部神经支配丰富，局部麻醉或神经阻滞可减少注射和填充时的疼痛感。使用含有利多卡因的填充剂可减少注射时的疼痛感。治疗前后进行冷敷可提高患者的舒适度，帮助减轻局部肿胀和压痛。

填充通常采用直线注射技术边退针、边注射，而单点和多点注射技术也被广泛应用，采用何种技术完全取决于医生的偏好。有些医生在注射唇部时可能更喜欢使用钝针而非锐针，以避免可能出现的瘀斑。无论采用何种技术，均应缓慢注射以减少疼痛和瘀斑。

可在唇红边缘进行皮肤填充剂注射以增加唇部容量并改善口周纹的外观。唇体内的注射也可通过改善唇部高度和唇部突度从而改变鼻唇角。策略性地注射填充剂还可纠正露龈笑，并突出人中和丘比特弓。对于重度口周纹的患者，可采用直线注射技术或多点注射技术将皮肤填充剂直接单独注射至每条皱纹内。

肉毒毒素

口周纹由口轮匝肌张力增加所致，肉毒毒素可通过放松所涉及的肌纤维来减轻症状。部分患者唇体容量大，上唇在微笑时向内退缩，这也可通过放松相关的肌纤维来纠正（该过程通常被称为"唇翻转"）。通常在口周区注射少量的肉毒毒素（每次注射 1~2 个标准单位，每侧 1~2 个注射点位）。如果注射肉毒毒素过量，由于肌纤维的力量减弱，患者可能会在说话和做其他相关动作（如微笑、吹口哨和用吸管喝水）时出现困难。

在一系列的医美治疗中，肉毒毒素是一个非常有效的治疗选择，可用于纠正露龈笑而不改变唇部容量 [4]。可将小剂量的肉毒毒素（2~4 个标准单位）注射于延世点（Yonsei point），从而针对提上唇肌、提上唇鼻翼肌和颧小肌进行治疗 [5]（图 7.5）。

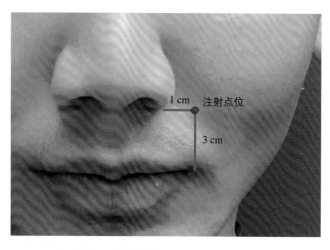

图 7.5 延世点（Yonsei point）：标记于鼻翼外侧 1 cm 和口角上方 3 cm 处

线材

使用线材进行唇部年轻化的技术越来越受欢迎，尤其在亚洲国家。线材更适合那些想要获得微小至中等程度改善而非大容量填充的患者。埋线提升的效果通常会维持 24 个月，这相比其他可用的方法效果更为持久。虽然存在多种类型的线材，但也有使用聚乳酸和聚己内酯制备带有倒刺的线材，它们专门为唇部设计。除复位软组织外（线材带有倒刺），上述线材也可以通过刺激胶原新生而诱导组织的再生。

联合治疗

- 肉毒毒素联合皮肤填充剂
- 肉毒毒素联合埋线
- 肉毒毒素联合皮肤填充剂与埋线

- 美塑疗法
- 富血小板血浆
- 激光换肤

并发症

- 出血（针刺损伤）
- 结节形成（填充剂过度注射）
- 水肿（针刺损伤）
- 瘀斑（针刺损伤）
- 血管危象（皮肤填充剂注射）
- 坏死（皮肤填充剂栓塞动脉）
- 感染（未严格执行无菌操作）
- 唇部变形（肉毒毒素错误注射）
- 言语障碍（肉毒毒素过量注射）
- 肉芽肿（对皮肤填充剂的反应）
- 皮肤褶皱（线材埋置过浅）

鼻唇沟

　　鼻唇沟参与形成面部的自然轮廓。随着衰老的进程，鼻唇沟会逐渐加深，给人一种疲劳或憔悴的外观。鼻唇沟的加深是由于浅表脂肪室萎缩和移位以及上颌骨骨质吸收所致[6]。

　　修复口周区的常见错误通常是遗漏性错误。由于鼻唇沟在维持面部平衡方面发挥了重要作用，在进行口周年轻化治疗时，遗漏该关键部位可能会造成一个治疗未完成的外观[3]。

评级标准

　　鼻唇沟的严重程度可使用图 7.6 中的评级标准进行评估。

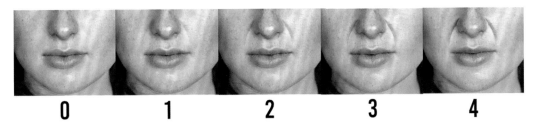

图 7.6　鼻唇沟严重程度评级。0 级 = 无褶皱，1 级 = 轻度褶皱，2 级 = 中度褶皱，3 级 = 重度褶皱，4 级 = 极重度褶皱（遵循 Merz 美学评分）

治疗方案

皮肤填充剂

熟悉鼻唇褶皱和鼻唇沟之间的主要区别在治疗过程中非常重要。鼻唇褶皱是皮肤缺陷，该缺陷似乎存在于表皮层和真皮层之间（这在年轻患者和皮肤较薄的患者中更为常见），而非轮廓畸形。真正的鼻唇沟是由于失去支撑和明显的容量缺失造成的。

治疗鼻唇沟时，应在表皮层或真皮层注射低至中等黏度的填充剂。对于真性鼻唇沟，需要注射黏度更高的皮肤填充剂（真皮深层注射或皮下注射）来恢复面部轮廓。另一种方法是增加颊部本身的容量，这将产生一种提升效果，并消除鼻唇沟（如第 6 章中所述）。

线材

带倒刺的面部线材可以非常有效地复位软组织和颊部浅层脂肪室。通过提升颧部脂肪室，可见鼻唇沟形态的改善（如第 6 章中所述）。

联合治疗

- 自体脂肪移植
- 颊部增容
- 皮肤紧致（射频、超声或点阵激光）

并发症

- 出血（针刺损伤）
- 结节形成（填充剂过度注射）
- 水肿（针刺损伤）
- 瘀斑（针刺损伤）
- 血管危象（皮肤填充剂注射）
- 坏死（皮肤填充剂栓塞动脉）
- 感染（未严格执行无菌操作）
- 肉芽肿（对皮肤填充剂的反应）
- 皮肤褶皱（线材埋置过浅）

木偶纹

口下颌沟通常被称为"木偶纹"，从口角一直延伸至下颌骨边缘。木偶纹通常是降口角肌容量减少和收缩增加的结果。多数情况下，木偶纹与口角下方的三角形凹陷会让患者呈现出一种"悲伤的表情"。

评级标准

木偶纹可使用图 7.7 中的评级标准进行评估。

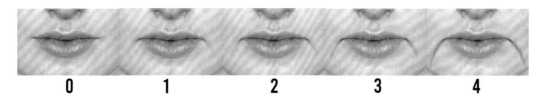

图 7.7　木偶纹严重程度评级。0 级 = 无褶皱，1 级 = 轻度褶皱，2 级 = 中度褶皱，3 级 = 重度褶皱，4 级 = 极重度褶皱（遵循 Merz 美学评分）

治疗方案

皮肤填充剂

可使用 27 G 锐针或 25 G 钝针注射适度交联的皮肤填充剂至该区域以恢复容量。根据严重程度，可能需要深层（皮下层次）联合浅层（真皮深层）注射。真皮填充剂应始终注射于木偶纹的中内侧，以覆盖口角下方的三角形凹陷 [6]。

肉毒毒素

对于降口角肌肌张力增加的患者，注射肉毒毒素可帮助纠正口角下垂。平均每侧需要注射 2~3 个单位肉毒毒素。要点是在木偶纹的外侧，沿下颌线并在肌肉深层进行注射。这将有助于防止意外将肉毒毒素注射至周围肌肉，特别是降下唇肌中 [4]。

联合治疗

- 肉毒毒素联合皮肤填充剂
- 唇部增容
- 中面部填充
- 中面部组织埋线复位
- 皮肤填充剂修复下颌线

并发症

- 水肿（针刺损伤）
- 瘀斑（针刺损伤）

- 血管危象（皮肤填充剂注射）
- 坏死（皮肤填充剂注射栓塞动脉）
- 无法微笑 / 笑容不对称（肉毒毒素注射至错误肌肉）
- 感染（未严格执行无菌操作）

案例 1

年龄：24 岁。

性别：女性。

主诉：露龈笑和唇部容量不足。患者不希望接受肉毒毒素治疗。

评级（治疗前）

唇部饱满度：1 级（薄）（图 7.8）。

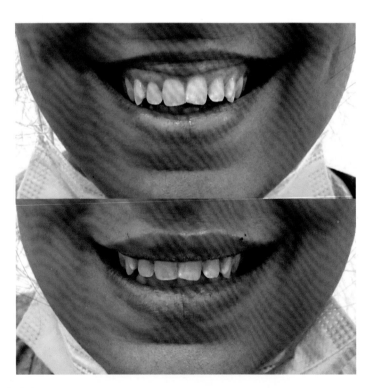

图 7.8 治疗前后对比

治疗方案

使用皮肤填充剂（总共使用 1 ml）（图 7.9）。

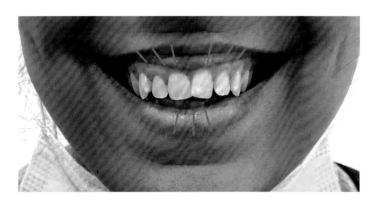

图 7.9　直线：逆向线性注射技术

评级（治疗后）

唇部饱满度：3 级（厚），消除露龈笑。

案例 2

年龄：56 岁。
性别：女性。
主诉：唇部容量不足和木偶纹。

评级（治疗前）

- 唇部饱满度：0 级（非常薄）。
- 木偶纹：3 级（重度）（图 7.10）。

治疗方案

- 步骤 1：使用 Relife 公司的 Definisse Restore 皮肤填充剂治疗唇部（总共使用 1 ml）（译者注：国内已上市产品有润致 Natural）（图 7.11）。
- 步骤 2：使用 Relife 公司的 Definisse Restore 皮肤填充剂治疗木偶纹（总共使用 1 ml）（译者注：国内已上市产品有润致 Natural）（图 7.12）。

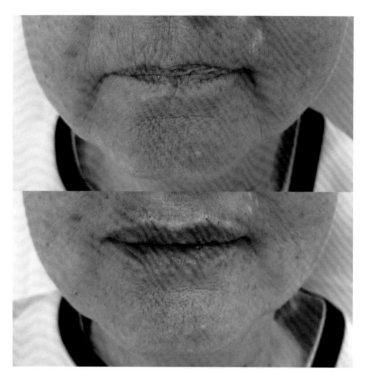

图 7.10　治疗前后对比

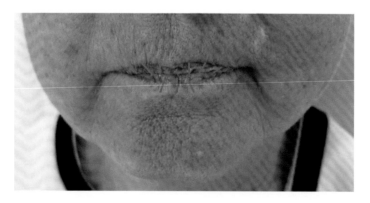

图 7.11　直线：逆向线性注射技术

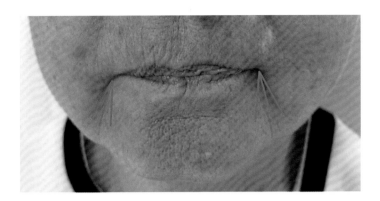

图 7.12　直线：逆向线性注射技术

评级（治疗后）

- 唇部饱满度：2 级（中厚）。
- 木偶纹：1 级（轻度）。

案例 3

年龄：70 岁。
性别：女性。
主诉：鼻唇沟、唇部容量不足、口周纹和木偶纹。

评级（治疗前）

- 唇部饱满度：0 级（非常薄）。
- 木偶纹：4 级（极重度）。
- 鼻唇沟：4 级（极重度）。
- 口周纹：4 级（极重度）（图 7.13）。

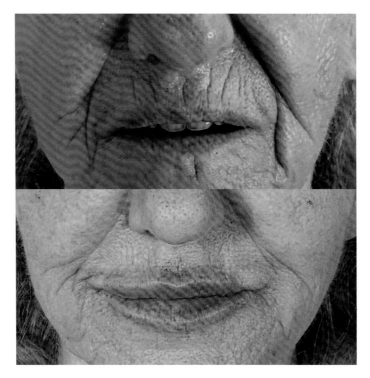

图 7.13 治疗前后对比

治疗方案

- 步骤 1：使用 Relife 公司的 Definisse Restore 皮肤填充剂（总共使用 1 ml）（译者注：国内已上市产品有润致 Natural）注射唇部和人中，颊部、鼻唇沟和木偶纹注射 Definisse Core（总共使用 6 ml）（译者注：国内已上市产品有润致 Natural、润致 2 号和润致 3 号）（图 7.14）。

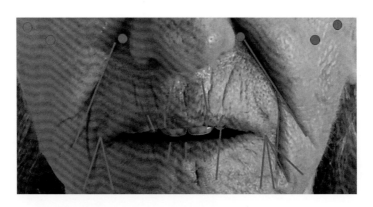

图 7.14 直线：逆向线性注射技术；圆点：点状注射技术

- 步骤 2：使用艾尔建（Allergan）公司的肉毒毒素（Botox，保妥适）治疗口周纹（共使用 8 个单位）（图 7.15）。
- 步骤 3：使用 Relife 公司的 Definisse Free Floating threads 线材复位颊部软组织（每侧使用 3 根线，总共 6 根线）（译者注：国内已上市产品有悦升线——自由移动线）（图 7.16）。
- 步骤 4：使用 Definisse Classic Peel 进行皮肤换肤术（译者注：国内已上市产品有美国芯丝翠 NeoStrata）（图 7.17）。

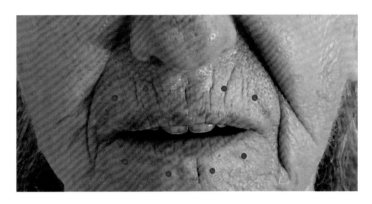

图 7.15　红点：1 个单位的肉毒毒素

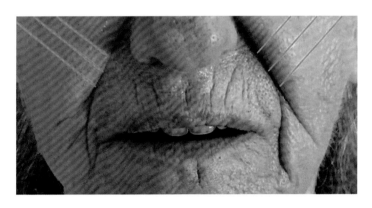

图 7.16　直线：线材埋置的位置

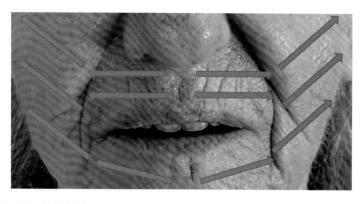

图 7.17　箭头表示换肤操作的方向

评级（治疗后）

- 唇部饱满度：2 级（中厚）。
- 木偶纹：1 级（轻度）。
- 鼻唇沟：2 级（中度）。
- 口周纹：2 级（中度）。

参考文献

1. Hotta TA, "Understanding the perioral anatomy," Plastic Surgical Nursing, vol. 36, no. 1, pp. 12–18, 2016.
2. Wollina U, "Perioral rejuvenation: Restoration of attractiveness in aging females by minimally invasive procedures," Clinical Interventions in Aging, vol. 8, no. 1, pp. 1149–1155, 2018.
3. Farhadian JA, Bloom BS, Brauer JA, "Male aesthetics: A review of facial anatomy and pertinent clinical implications," Journal of Drugs in Dermatology, vol. 14, no. 9, pp. 1029–34, 2015.
4. Cohen JL, Ozog DM, eds. Botulinum Toxins: Cosmetic and Clinical Applications. Treatment of the Perioral Area. Hoboken, NJ: John Wiley & Sons Ltd; 2017.
5. Lova F, Ahsan A, "Botox – the magical spell of dentistry: A literature review," Manipal Journal of Dental Sciences, vol. 3, no. 1, pp. 31–36, 2018.
6. Andre P, Azib N, Berros P, et al. eds. Anatomy and Volumising Injections. Paris: E2e Medical Pub.; 2012.

第 8 章　颏区

　　颏区决定了下面部的形态及界线，并对吸引力的感知发挥了重要的作用。颏区形态关系到面部是否平衡与和谐，因此必须通过正面及侧面两个视角同时进行评估。

　　面部吸引力以美观的对称性结合比例因素为特点。从正面观，面部纵向可分为高度相同的三等分。因此，与面部中上三分之一相比，纵向缺陷（小颏）或过大的颏区（巨颏）会使面部下三分之一失去平衡。从侧面观，横向缺陷（颏区后缩或下颌后缩）或横向过大（下颌前突）会减弱面部的和谐感[1]。

　　除上述比例外，在欣赏其他面部特征时，颏区也发挥了重要作用[1]。例如，一个大鼻子通常伴随一个有缺陷的颏区。由于它们对彼此的外观及整体面部吸引力有着相互的负面影响，颏区突出通常会使观察者将注意力远离凸显的鼻子[1-2]。

　　两性异形（性别间的表型差异）通常在下面部表现得更为明显。因此，我们对男女性的美学标准是否有深刻理解至关重要。男性颏区通常更大、更突出，外侧结节发达；而女性颏区则更小、更窄、更尖（图 8.1）[3]。

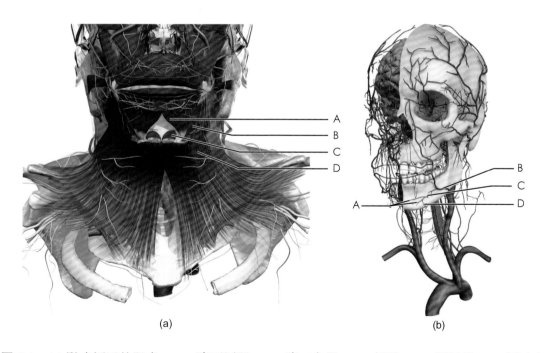

(a)　　　　　　　　　　　　　　(b)

图 8.1　(a) 影响颏区的肌肉。A：降下唇肌；B：降口角肌；C：颏肌；D：颈阔肌。(b) 颏区血管系统。A：颏动脉（起自颌外动脉的下牙槽动脉的终末支）；B：颌外动脉；C：下牙槽动脉；D：颏下动脉（Adapted from www. anatomy.tv with permission © Informa UK Ltd [trading as Primal Pictures], 2021.）

颏区缺陷和整形

颏区缺陷可进一步分为垂直和水平两个维度。

垂直长度评估

面部下三分之一（鼻下点至颏下点）可用通过口裂点的水平线进一步进行划分。和谐的面部口裂点至颏下点之间的距离应该是鼻下点至口裂点之间距离的两倍[1,2,4]（图 8.2）。

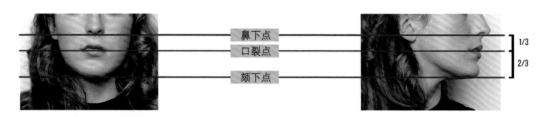

图 8.2　面部下三分之一评估及比例

水平突度评估

最好从侧面评估颏区水平突度。使患者头部处于水平位，即连接外耳道上方和眶缘的直线平行于地面，该平面又称为 Frankfort 平面。从鼻根起始的垂线应以 90° 角（直角）垂直穿过该平面，而颏区则应触及该线[1]。颏区后缩或下颌后缩患者的颏区位于该线之后，下颌前突患者的颏区会越过该线（图 8.3）。

另一个评估颏区水平突度的方法是使用 Reidel 平面。如果颏区突度比较理想，上唇、下唇和颏区最突出的部分（颏前点）都应位于同一直线上[1]。当颏前点位于 Reidel 平面之后时，则存在颏区后缩或下颌后缩（图 8.4）。

评级标准

图 8.5 中的评级标准可用于临床评估，以确定颏区缺陷的程度。

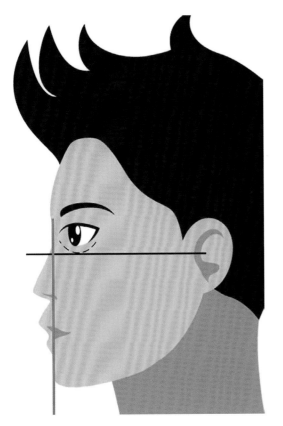 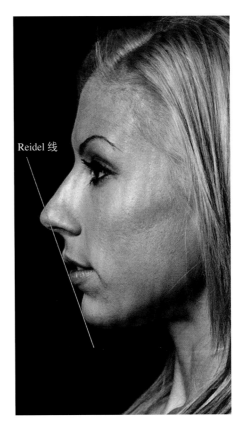

图 8.3　使用 Frankfort 平面评估颏区突度　　图 8.4　Reidel 平面

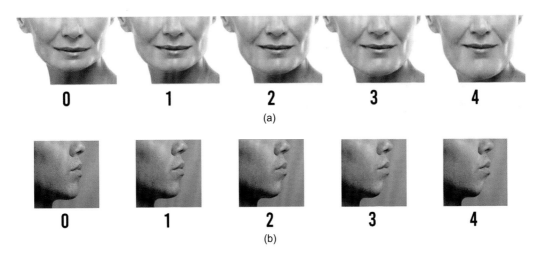

图 8.5　(a) 颏区垂直长度评级。0 级＝重度过短，1 级＝轻度过短，2 级＝理想长度，3 级＝轻度过长，4 级＝重度过长。(b) 颏区水平突度评级。0 级＝理想突度，1 级＝轻度后缩，2 级＝中度后缩，3 级＝重度后缩，4 级＝极重度后缩

治疗方案

- 皮肤填充剂

策略性使用皮肤填充剂有助于颏区缺陷患者获得面部整体的平衡与和谐。另外，面部不对称且想要改变颏区外形的患者也可从这种治疗中获益。用于该部位理想的皮肤填充剂应该是有较高 G' 值（提升力）且交联的产品，这样就可以用最少量的产品增加颏的突度或长度[4]。除颏唇沟（皮下层）注射外，还应当垂直深达骨膜表面层次进行注射。注射颏区前部时，必须将注射点保持在颏区中部以避开颏动脉[5]。

联合治疗

- 肉毒毒素（见下文）
- 下颌线和木偶纹使用皮肤填充剂

并发症

- 水肿（针刺损伤）
- 瘀斑（针刺损伤）
- 血管危象
- 坏死
- 感染（未严格执行无菌操作）

颏区凹陷

颏区凹陷（有时被称为"高尔夫球下颏"或"橙皮样下颏"）是颏肌过度活跃的结果。颏区的运动通常会加重上述情况。虽然颏区凹陷可能是由容量缺失和时程性老化所致，但最常见的原因是遗传因素。

治疗方案

- 肉毒毒素

将肉毒毒素注射至颏肌中可有效改善颏区凹陷。根据凹陷的程度，通常需要使用 2~5 个标准单位的产品。在颏区中线处小心注射，可充分放松颏肌，在保持自然运动的同时，皮肤表面也变得平滑[6]。

联合治疗

皮肤填充剂可治疗更深的凹陷。

并发症

- 水肿、瘀斑（针刺损伤）
- 颏区麻痹（大剂量的肉毒毒素）
- 感染（未严格执行无菌操作）

案例 1

年龄：40 岁。

性别：女性。

主诉

- 唇部不对称：患者想要唇部更为饱满；
- 颏长度不足：患者想改变颏区的形态，希望其显得更尖。

评级（治疗前）

- 颏区垂直长度：1 级（轻度过短）。
- 唇部饱满度：2 级（中厚）（图 8.6）。

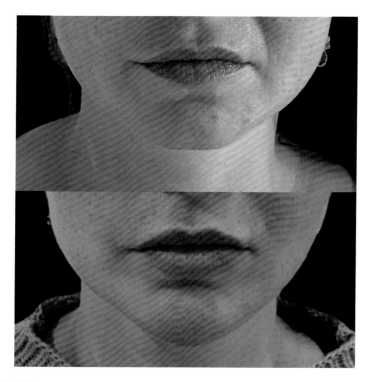

图 8.6 治疗前后对比

治疗方案

使用 Relife 公司的 Definisse Touch 皮肤填充剂对唇部进行治疗（使用 1 ml）（译者注：国内已上市产品有润致 Natural），然后使用 Relife 公司的 Definisse Core 皮肤填充剂对颏区进行治疗（使用 2 ml）（译者注：国内已上市产品有润致 5 号）（图 8.7）。

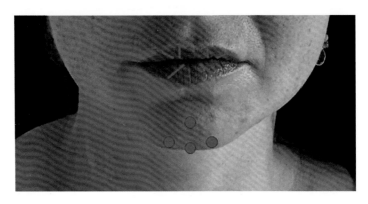

图 8.7 直线：逆向线性注射技术；圆点：点状注射技术

评级（治疗后）

- 颏区垂直长度：2 级（理想长度）。
- 唇部饱满度：4 级（饱满）。
- 同时实现唇部对称和颏区形态变尖。

案例 2

年龄：35 岁。

性别：男性。

主诉：颏区凹陷（图 8.8）。

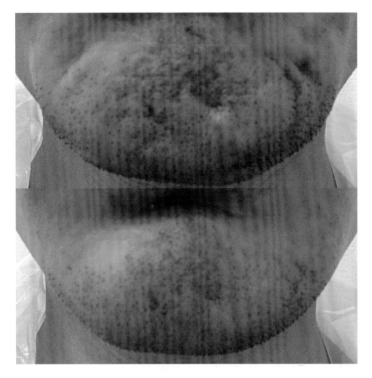

图 8.8　治疗前后对比

治疗方案

使用艾尔建（Allergan）公司的肉毒毒素（保妥适，Botox）注射颏肌（使用 4 个单位）（图 8.9）。

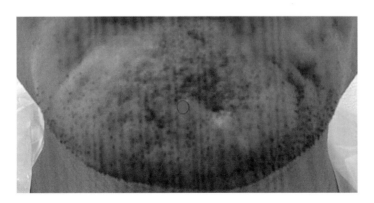

图 8.9　蓝点：4 个单位 Botox

效果

颏区凹陷减轻。

案例 3

年龄：20 岁。

性别：跨性别男性。

主诉：圆形、女性化的颏区。患者于面诊前 6 个月开始接受激素治疗（睾酮），希望拥得一个更方正、更男性化的颏区（图 8.10）。

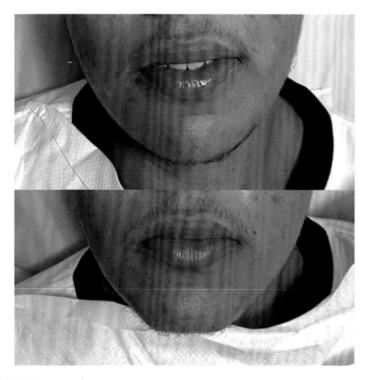

图 8.10 治疗前后对比

治疗方案

使用艾尔建（Allergan）公司的 Juvederm Volux 皮肤填充剂治疗颏区（使用 3 ml）（译者注：国内已上市同类产品有润致 5 号）（图 8.11）。

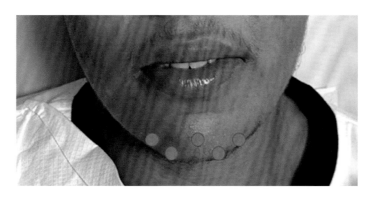

图 8.11　圆点：点状注射技术

效果

外侧结节清晰的男性化颏区。

参考文献

1. Guyuron B, Weinfeld AB, "Genioplasty," Plastic Reconstructive Surgery, Clinicalgate.com, 2015.
2. Ahmed J, Patil S, Jayaraj S, "Assessment of the chin in patients undergoing rhinoplasty: What proportion may benefit from chin augmentation?," Otolaryngology – Head and Neck Surgery, vol. 142, no. 2, pp. 164–168, 2010.
3. Ravichandran E, Ravichandran S, "Male vs. female facial rejuvenation," Aesthetics Journal, vol. 2, no. 11, 2015.
4. Sykes JM, Fitzgerald R, "Choosing the best procedure to augment the chin: Is anything better than an implant?," Facial Plastic Surgery, vol. 35, no. 2, pp. 507–512, 2016.
5. Fang M, Rahman E, Kapoor KM, "Managing complications of submental artery involvement after hyaluronic acid filler injection in chin region," Plastic and Reconstructive Surgery Global Open, vol. 6, no. 5, 2018.
6. Beer K, Yohn M, Closter J, "A double-blinded, placebo-controlled study of Botox for the treatment of subjects with chin rhytids," Journal of Drugs in Dermatology, vol. 4, no. 4, pp. 417–422, 2005.

第9章 下颌线和颈部

面部下三分之一结构对构建年轻和谐的外观起着重要作用。下颌线和颈部的衰老过程包括深层和浅层脂肪萎缩、下颌中隔分裂、肌张力增加（尤其是颈阔肌）和皮肤松弛度增加[1]。

上述过程导致两个脂肪室向颈部下移。加上与衰老相关的骨质吸收和重塑（从35岁开始），导致下颌骨高度和长度的减小，下颌角更圆钝，颏区后缩和下颌前沟加重。外观上表现为口下颌沟、较深的颏沟、重颏、双下颌和下颌线轮廓不清[2]（图9.1）。

双下颌和下颌线整形

双下颌是衰老的常见表现，其特征是下颌线下方的软组织下垂。双下颌的出现通常伴随下颌线轮廓缺失和颏区缺陷[1-2]。因此，治疗前应对下面部做前侧、外侧和动态的评估。

双下颌的严重程度可用图9.2中的评级标准进行评估。

治疗方案
皮肤填充剂

下颌线皮肤填充治疗的目的是帮助恢复缺失的容量，重塑下颌线轮廓，包括下颌骨突出的角度。通过增加下颌线的容量，使其更好地支撑软组织并有助于改善下垂的外观。为此，首选高交联度的透明质酸填充剂。当然，其他材料的皮肤填充剂（羟基磷灰石和聚己内酯）也可以采用[3]。通常需要用25 G钝针或27 G锐针注射3~4 ml的皮肤填充剂才能获得令人满意的疗效。所需治疗的部位包括[4]：

- 耳前区：填充剂应注射于颞颊外侧脂肪室（皮下层）。
- 下颌角：对于男性患者，应注射在骨膜表面以增宽面部。对于女性患者，应注射在更浅的皮下层以勾勒出下颌角。
- 下颌骨体：应沿下颌骨体在皮下层注射，以便为年轻患者打造一个清晰的下颌线（如果要恢复老年患者的下颌线轮廓，则需要在骨膜上注射）。面动脉邻近咬肌前缘，应注意避开。在特殊情况下，需要结合浅层和深层注射，以达到最佳的美学效果。
- 下颌前沟：位于紧邻下颌前侧的部位。此处应在深部的骨膜上层次进行注射。

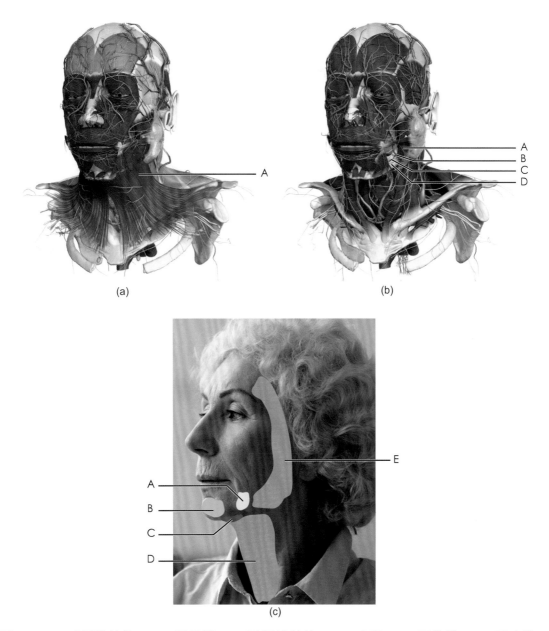

图 9.1　(a) 下颌线结构。A：颈阔肌。(b) 下颌线结构。A：咬肌；B：面静脉；C：面动脉；D：下颌骨（a,b: Adapted from www.anatomy.tv with permission © Informa UK Ltd [trading as Primal Pictures], 2021.) (c) 影响下颌线和颈部的脂肪室。A：下颌；B：颏前；C：颏下；D：颈阔肌前；E：颞颊外侧

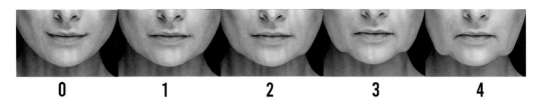

图 9.2　双下颌严重程度评级。0 级 = 无双下颌，1 级 = 轻度双下颌，2 级 = 中度双下颌，3 级 = 重度双下颌，4 级 = 极重度双下颌（遵循 Merz 美学评分）

线材

　　面部埋线有助于复位下垂的软组织，可采用维持时间不同的各种材料的线材。对于下颌线区域，双向倒刺线已被证明有效[5]。这些线材的长度通常在 16 ~ 23 cm，带有双针（线材两端各一根）。倒刺（有些是圆锥）的作用是固定皮下层软组织，故当线材被提起和牵拉时，就可以复位软组织。最广泛使用的技术是 L 形埋线。线材的一端锚定于耳前 / 颞区，这些部位的皮下组织可更牢固地锚定于深层组织，而线材的另一端则可沿下颌线锚定移动度更大的皮下组织。按照相似的原理也可采用 V 形埋线（图 9.3 ）。

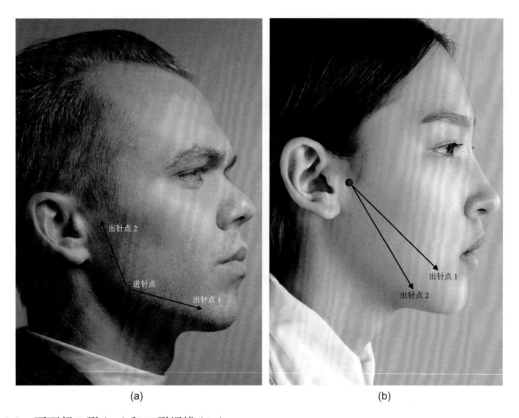

（a）　　　　　　　　　　　　　　　（b）

图 9.3　下面部 L 形（ a ）和 V 形埋线（ b ）

联合治疗

- 联合应用肉毒毒素、线材和填充剂
- 颏区治疗
- 中面部增容

并发症

- 静脉压迫和（或）坏死（皮肤填充剂导致的血管栓塞）
- 弥漫性肿胀（针刺损伤）
- 大面积瘀斑（针刺损伤）
- 皮肤褶皱 [埋线治疗，某些情况下可能需要物理性松解和（或）移除线材]
- 纤维化（线材引起异物反应后形成瘢痕组织）
- 感染（未严格执行无菌操作）

咬肌过度活跃和"下颌线减容"

咬肌是一块强有力的浅表四边形肌肉，起自颧弓，沿下颌支外侧表面走行并止于下颌角[2]。它是负责咀嚼的肌肉之一，其主要功能是上提下颌骨（闭合口腔 / 下颌和咬紧牙关时）。部分患者（尤其是那些睡眠中磨牙的患者）的咬肌可能会过度活跃。亚洲患者也易于出现咬肌过度活跃。咬肌的浅层肌纤维会引起凸起，导致方形下颌和面部轮廓增宽。

咬肌过度活跃的严重程度可使用图 9.4 中的评级标准进行评估。

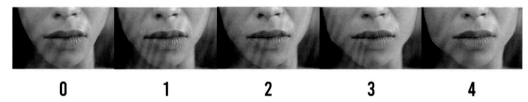

0　　**1**　　**2**　　**3**　　**4**

图 9.4　咬肌肥厚评级。0 级 = 无咬肌肥厚，1 级 = 轻度咬肌肥厚，2 级 = 中度咬肌肥厚，3 级 = 重度咬肌肥厚，4 级 = 极重度咬肌肥厚

治疗方案

- 肉毒毒素

使用肉毒毒素可减少咬肌体积。通过放松肌肉可有效减小其厚度，使脸形更瘦（更显 V 字形），并部分缓解患者的磨牙症状。通常每侧需要注射至少 10 ~ 25 个单位的肉毒毒素。

联合治疗

- 颈部肉毒毒素治疗
- 皮肤填充剂注射突出下颌线

并发症

- 肿胀（针刺损伤）
- 瘀斑（针刺损伤）
- 咬合力降低（肉毒毒素注射过量）
- 感染（未严格执行无菌操作）

颈阔肌束带和颈纹

横向颈纹和纵向颈阔肌束带由以下因素共同导致 [2]：皮肤松弛度增加（和皮肤结构缺失）、肌张力增加、肌肉萎缩和软组织容量减少。

治疗方案

- 肉毒毒素

肉毒毒素可有效治疗纵向颈阔肌束带，因为其主要是由颈阔肌张力增加所致。直接在束带内单点注射 2 个标准单位的肉毒毒素，注射点位应沿束带走行，点位间距为 1 ~ 1.5 cm。某些情况下可能须沿下颌骨下缘注射，目的是针对插入下面部皮肤和皮下组织的颈阔肌肌纤维。

- 皮肤填充剂

非交联和微交联的透明质酸皮肤填充剂有助于改善横向颈纹的外观。应采用逆向或多点注射技术在真皮浅层注射。注射治疗后也会增加治疗区的含水量。

- 埋线治疗

埋线（如上所述）也可有效地治疗某些患者需要组织复位的颈部区域 [6]。基于表现不同，通常将线材埋置于下颌骨下并固定于耳廓后，或以"Z"形沿下颌骨设计锚定点。颈部接受肉毒毒素治疗后再联合埋线，效果会更好。

联合治疗

- 联合应用肉毒毒素、皮肤填充剂和埋线
- 皮肤填充剂注射突出下颌线
- 肉毒毒素注射减少咬肌体积
- 颏区增容
- 颏下脂肪注射溶脂

并发症

- 吞咽困难（肉毒毒素注射过量）

- 运动时颈部无力（肉毒毒素注射过量）
- 弥漫性肿胀（针刺损伤）
- 大面积瘀斑（针刺损伤）
- 皮肤褶皱 [埋线治疗，某些情况下可能需要物理性松解和（或）移除线材]
- 纤维化（线材引起异物反应形成瘢痕组织）
- 感染（未严格执行无菌操作）

颏下脂肪

　　颏下脂肪常被称为"重颏"。颏下脂肪通常与体重增加有关，也与遗传因素相关 [7]。部分患者下颌线和颏区皮肤松弛也会加重颏下脂肪下垂的表现。

　　最好从侧面评估颏下脂肪的严重程度，图 9.5 中的评级标准可用于临床评估。

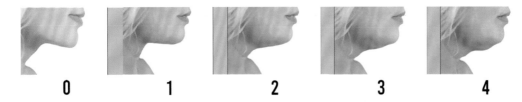

图 9.5　颏下脂肪评级。0 级 = 无颏下脂肪，1 级 = 轻度颏下脂肪，2 级 = 中度颏下脂肪，3 级 = 重度颏下脂肪，4 级 = 极重度颏下脂肪

治疗方案

- 注射溶脂剂

　　注射溶脂剂的活性成分是脱氧胆酸，这是一种有助于脂肪乳化的次级胆汁酸 [7]。小剂量直接注射至脂肪组织时，脱氧胆酸通过溶解脂肪细胞的细胞膜来破坏脂肪组织，随后产生的甘油和脂肪酸通过淋巴系统排出。虽然机体可再生脂肪细胞，但该过程非常缓慢。因此，只要患者继续保持健康的生活方式，脱氧胆酸注射的疗效可维持很长一段时间。

联合治疗

- 颈部埋线
- 皮肤填充剂突出下颌线
- 颏区增容
- 高强度聚焦超声

并发症

- 弥漫性肿胀（针刺损伤和对脱氧胆酸的反应）
- 大面积瘀斑（针刺损伤）
- 治疗区瘙痒（对脱氧胆酸的反应）
- 感染（未严格执行无菌操作）
- 神经损伤（针刺损伤和对脱氧胆酸的反应）
- 注射部位脱毛（对脱氧胆酸的反应）

案例 1

年龄：35 岁。

性别：男性。

主诉：咬肌过度活跃，磨牙。

评级（治疗前）

咬肌厚度：4 级（极重度）（图 9.6）。

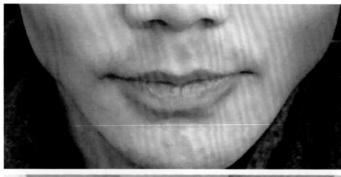
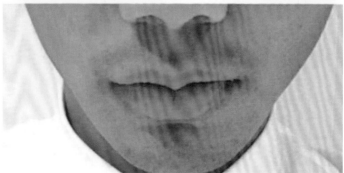

图 9.6　治疗前后对比

治疗方案

使用艾尔建（Allergan）公司的肉毒毒素（保妥适，Botox）（每侧咬肌 25 个单位，共 50 个单位）（图 9.7）。

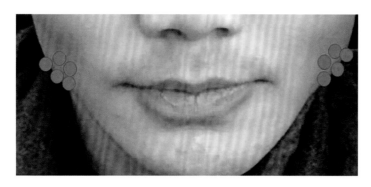

图 9.7　蓝点：5 个单位

评级（治疗后）

咬肌厚度：0 级（无）。

案例 2

年龄：48 岁。
性别：女性。
主诉：颈阔肌束带，下颌线轮廓不清（图 9.8）。

治疗方案

- 步骤 1：使用艾尔建（Allergan）公司的肉毒毒素（保妥适，Botox）治疗颈部（共 30 个单位）（图 9.9）。
- 步骤 2：使用 Relife 公司的 Definisse Double Needle 线材进行埋线提升（图 9.10）（译者注：国内已上市产品有悦升线——双针线）。

效果

颈部外观平滑，下颌线轮廓清晰。

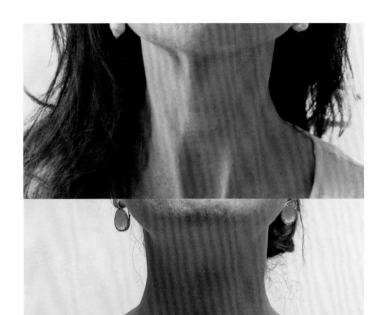

图 9.8 治疗前后对比

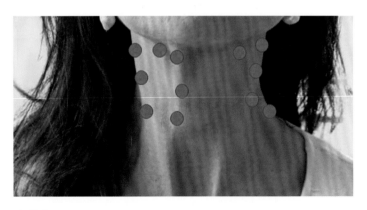

图 9.9 蓝点：2.5 个单位

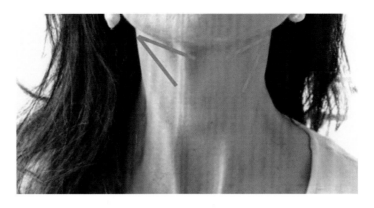

图 9.10　直线：埋线位置

案例 3

年龄：40 岁。

性别：女性。

主诉：双下颌外观和下颌线轮廓不清，重颏外观，颏部后缩。

评级（治疗前）

- 双下颌严重程度：1 级（轻度）。
- 颏区水平突度：2 级（中度后缩）。
- 颏下脂肪：3 级（重度）（图 9.11）。

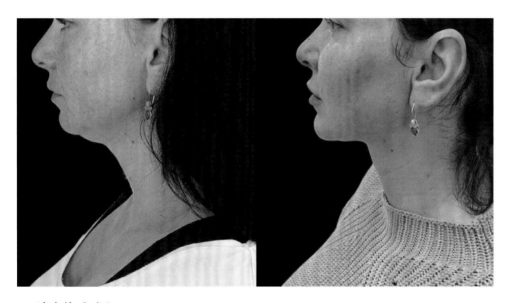

图 9.11　治疗前后对比

治疗方案

采用 Relife 公司的 Definisse Core 皮肤填充剂治疗下颌骨、颏区、下颌前沟和颊部（总共使用 7 ml）（译者注：国内已上市同类产品有润致 2 号、润致 3 号和润致 5 号）（图 9.12）。

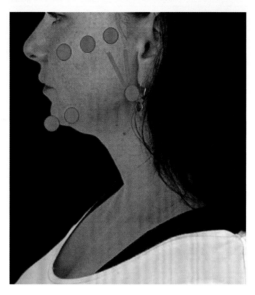

图 9.12　直线：逆向线性注射技术；圆点：点状注射技术

评级（治疗后）

- 双下颌严重程度：0 级（无）。
- 颏区水平突度：0 级（理想突度）。
- 颏下脂肪：0 级（无颏下脂肪，通过使用皮肤填充剂矫正颏区和下颌线）。

案例 4

年龄：51 岁。
性别：女性。
主诉：颈部和颏下区软组织下垂（图 9.13）。

治疗方案

- 步骤 1：颈部使用艾尔建（Allergan）公司的肉毒毒素（保妥适，Botox）（共 30 个单位）（图 9.14）。

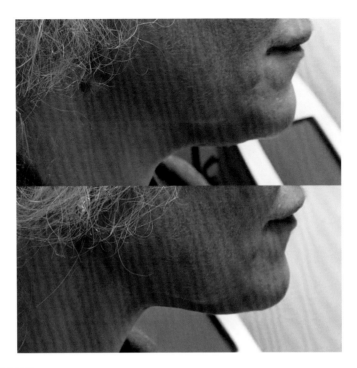

图 9.13　治疗前后对比

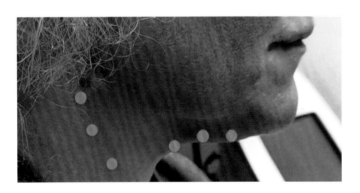

图 9.14　蓝点：2.5 个单位

- 步骤 2：使用 Relife 公司的 Definisse Double Needle 线材进行埋线提升（图 9.15）（译者注：国内已上市同类产品有悦升线——双针线）。

效果

颏颈角改善。

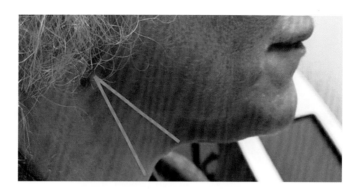

图 9.15　直线：埋线位置

案例 5

年龄：31 岁。

性别：女性。

主诉：存在颏下脂肪。

评级（治疗前）

颏下脂肪：4 级（极重度）（图 9.16 ）。

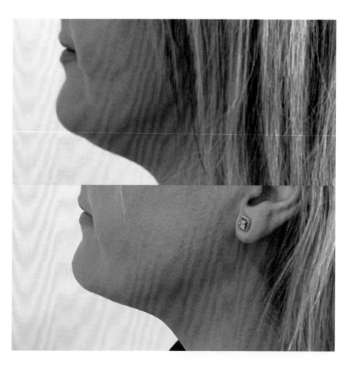

图 9.16　治疗前后对比

治疗方案

采用 Promoitalia 公司的 Celluform Plus 进行注射溶脂治疗（两个疗程，间隔 1 个月）（图 9.17 ）。

评级（治疗后）

颏下脂肪：2 级（中度）。

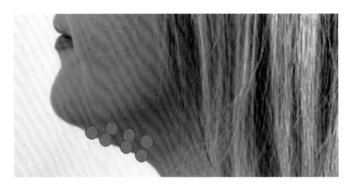

图 9.17　蓝点：注射点位

参考文献

1. Coleman S, Grover R, "The anatomy of the aging face: Volume loss and changes in 3-dimensional topography," Aesthetic Surgery Journal, vol. 26, no. 1, pp. 4–9, 2006.
2. Agarwal A, DeJoseph L, Silver W, "Anatomy of the jawline, neck, and perioral area with clinical correlations," Facial Plastic Surgery, vol. 21, no. 1, pp. 3–10, 2005.
3. Moradi A, Shirazi A, David R, "Nonsurgical chin and jawline augmentation using calcium hydroxylapatite and hyaluronic acid fillers," Facial Plastic Surgery, vol. 35, no. 2, pp. 140–148, 2019.
4. Vazirnia A, Braz A, Fabi SG, "Nonsurgical jawline rejuvenation using injectable fillers," Journal of Cosmetic Dermatology, vol. 19, no. 8, pp. 1940–1947, 2020.
5. Khiabanloo SR, Jebreili R, Aalipour E, Saljoughi N, Shahidi A, "Outcomes in thread lift for face and neck: A study performed with Silhouette Soft and Promo Happy Lift double needle, innovative and classic techniques," Journal of Cosmetic Dermatology, vol. 18, no. 1, pp. 84–93, 2018.
6. Kaminer MS, Bogart M, Choi C, Wee SA, "Long-term efficacy of anchored barbed sutures in the face and neck," Dermatologic Surgery, vol. 34, no. 8, pp. 1041–1047, 2008.
7. Shridharani S, Behr K, "ATX-101 (deoxycholic acid injection) treatment in men: Insights from our clinical experience," Dermatologic Surgery, vol. 43, no. 1, pp. 225–230, 2017.

第**10**章　头皮

毛发由一种被称为角蛋白的蛋白质构成，角蛋白是由真皮层毛囊中的角质形成细胞合成。随着毛囊新生毛囊细胞，衰老细胞会以每年约 15 cm 的速度向头皮表面迁移。肉眼可见的毛发实际上是由死亡的富含角蛋白的细胞聚合而成。成年人毛发的数量平均为 100 000～150 000 根，每天平均有 100 根毛发脱落。

任何时候，人体大约有 90% 的毛发处于生长状态，因为毛囊会处于毛发生长周期的不同阶段。该生长周期包括以下三个主要阶段（图 10.1）[1]：

- 生长期：持续 2～6 年的活跃毛发生长。
- 退行期：持续 2～3 周的过渡性毛发生长。
- 休止期：持续 2～3 个月的休止阶段。休止期结束后，毛发脱落，由新生毛发取代并再次启动生长期。

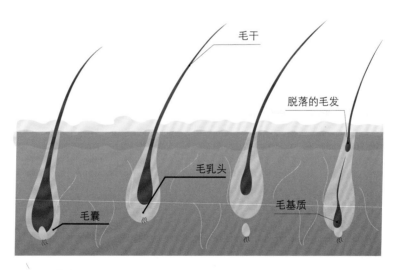

图 10.1　毛发的生长周期

脱发和毛发稀疏

头皮健康显著影响毛发生长和发质——受损或萎缩的毛囊不能有效地生长毛发并最终死亡。仔细选择清洁和造型类产品对保持头皮健康很重要，因为其中某些成分可能具有毒性[1]。接触化学物质、营养不良、压力、环境危险因素、氯和某些药物也会损伤毛囊[1-2]。

脱发的主要类型包括 [1-2]：

- 退行性脱发（生长期缩短、毛囊密度变稀、毛细血管塌陷导致营养不良）
- 雄激素性脱发（由雄激素诱导的毛囊萎缩，毛囊干细胞向祖细胞转化缺陷）
- 斑秃（自身免疫性疾病，存在抑制毛发生长的细胞因子）
- 休止期脱发（生长期提前终止）
- 瘢痕性脱发（瘢痕组织破坏毛囊及其再生能力）

用于检查毛发和头皮的技术可分为三类 [2]：

- 无创方法：如临床病史、体格检查、毛发计数、脱落毛发称重、牵拉试验、毛发镜和激光扫描显微镜。
- 半侵入性方法：如毛发镜检图，从 5 天未洗的毛发中拔下 60 ~ 80 根毛发并立即放于浸有介质的载玻片上，分析其根部（毛干近端）、尖端和毛根的状态细节。
- 侵入性方法：如瘢痕性脱发的病理活检。

脱发和毛发稀疏的治疗方式在很大程度上取决于是否存在可用且有活力的毛囊。如果存在，治疗往往是通过刺激毛囊、改善营养和促进生长。如果毛囊不存在或已被破坏（如瘢痕性脱发），治疗目的则是替换毛囊（如毛发移植），遮掩该区域，或结合这两种方法。

由于有可用且有活力的毛囊，非手术治疗已被证明可成功治疗退行性脱发、雄激素性脱发和休止期脱发。治疗前应使用手持式毛发镜进行评估，以确定治疗区是否存在有活力的毛囊。

严重程度评估

男性最常用的评价工具是 Norwood 分级（图 10.2）。

一级：没有明显的脱发或发际线后移。

二级：鬓角周围发际线有轻度后移，也被称为成人或成熟发际线。

三级：临床出现明显秃顶的第一征象。发际线在两侧鬓角重度后移，类似于 M、U 或 V 形。后移的位置完全裸露或仅有稀疏的头发覆盖。

三级 - 头顶部：发际线保持在第二或第三级，但在头顶部（顶点）有明显脱发。

四级：发际线后移比第二或第三级更严重，且头顶部毛发稀疏或无毛发。脱发的两个区域被一条与头皮两侧残留头发相连的带状分布的头发所分隔。

五级：上述两个脱发区域比第四级更大。它们仍然分开，但其间分布的发带更窄、更稀疏。

六级：鬓角处的脱发区域与头顶处的秃顶区域相连。横跨头顶的发带消失或稀疏。

七级：重度脱发阶段，仅遗留一条围绕头部边缘的发带。这条发带通常并不浓密，但可能会生长完好。

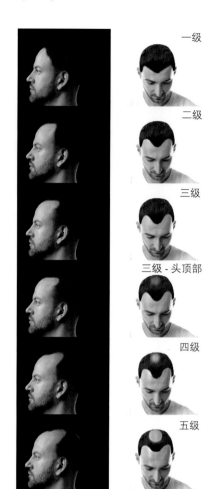

一级

二级

三级

三级 - 头顶部

四级

五级

六级

七级

图 10.2　男性脱发的 Norwood 分级（Based on Norwood OT. Male pattern baldness: Classification and incidence. *South Med J* 1975; 68:1359–65.）

女性最常用的评价工具是 Ludwig 分级（图 10.3）。

一级：可感知到头顶处头发变稀，前部被一条位于额区发际线后 1 ~ 3 cm 的发线所分隔。

二级：一级所见区域内头顶部的头发明显稀疏。

三级：一级和二级所见区域内的头发全秃（完全脱落）。

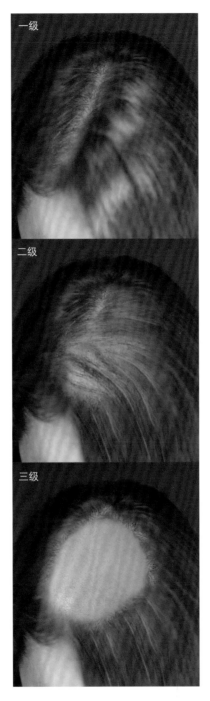

图 10.3 女性脱发的 Ludwig 分级（Based on Ludwig E. Classification of the types of androgenetic alopecia [common baldness] occurring in the female sex. *Br J Dermatol*. 1977; 97:247–54.）

治疗方案

治疗毛发稀疏和脱发的方法可分为三类：口服和外用治疗方案、微创治疗、掩饰和手术治疗。下面讨论的治疗方法可根据患者的病情进行搭配与组合，以实现个性化的美学目标。

口服和外用治疗方案

适用人群

- 有毛发稀疏和早期脱发表现者
- 有活性毛囊者
- 期望防止进一步脱发者
- 拒绝接受更侵入性的方法治疗脱发者

米诺地尔

米诺地尔最初是作为一种降压药物应用于临床[3]。然而，由于其常见不良反应有多毛症，FDA 批准外用剂型的米诺地尔用于治疗男性和女性脱发。米诺地尔是一种主要治疗雄激素性脱发、女性型脱发及超适应证治疗各种其他类型脱发和毛发稀疏的非处方治疗药物[4]。2% 或 5% 米诺地尔溶液易于获取，应用于头皮有助于延缓部分患者脱发的进展，部分还可恢复毛发生长[3-4]。然而，其仅在治疗时维持效果。此外，有报道称米诺地尔会导致部分患者出现刺激感或过敏反应[3]。

不良反应

- 重度头皮刺激
- 心悸
- 非预期面部毛发生长
- 面部潮红（皮温高、潮红或刺痛感）
- 头晕或轻度头痛

非那雄胺

非那雄胺是 FDA 批准的另一种治疗男性型脱发（雄激素性脱发）的药物。它是一种 5α-还原酶抑制剂，通过降低二氢睾酮（dihydrotestosterone，DHT）的合成而起效[5-6]。DHT 导致男性毛囊萎缩，降低其维持健康毛发的能力。已证实非那雄胺可在使用后 6 个月内减少约 30% 的脱发量，大多数效果呈现于头顶部[5]。这是由于它能够通过抑制和逆转毛囊的萎缩来维持或增加健康毛囊的数量[5-6]。然而，疗效仅在用药时维持。公认的不良反应包括性欲减退和勃起功能障碍[6-7]。任何对毛发生长有益的作用都将于停止治疗后的 6 ~ 12 个月内消失[7]。多年来，对于女性使用非那雄胺一直存在争议，部分研究显示其与安慰剂组相比无显著性差异。然而最近的研究表明，每天服用非那雄胺共 3 年的血管源性脱发女性的毛发厚度增加，且脱发也会终止[8]。近年来还对局部使用非那雄胺对男女性的疗效进行了研究并获得具有建设性的初步结果，血清睾酮水平未改变的情况下也观察到了头皮和血浆中 DHT 含量明显下降（因此与口服相比不良反应更少）[9]。

不良反应

- 性欲减退
- 阳痿
- 难以获得性高潮
- 头晕
- 皮疹
- 头痛
- 异常射精

微创治疗

适用人群

- 有轻度至重度毛发稀疏和脱发表现者
- 有活性毛囊者
- 期望恢复毛发生长者
- 期望防止进一步脱发者

富血小板血浆

生发是富血小板血浆（platelet-rich plasma，PRP）最受欢迎的医美适应证之一。治疗过程为先进行静脉穿刺，用含有抗凝剂的采血管采集 10 ~ 30 ml 全血，将全血样本放入离心机。血液离心后分为三层：红细胞层、贫血小板血浆层和 PRP 层。然后将采集的 PRP 以大约 4 mm 的深度注射入头皮。血小板释放的生长因子被认为有助于改善有活性毛囊生成的毛发质量和数量[10]。血管内皮生长因子（vascular endothelial growth factor，VEGF）和血小板源性生长因子（platelet-derived growth factor，PDGF）已知具有促进血管新生的作用，将有助于改善治疗靶区域的微循环。释放的生长因子也被认为有助于激活干细胞并减轻毛囊炎症（炎症会减少毛发生长的数量，降低毛发质量）[10-11]。PRP 常用于治疗雄激素性脱发，治疗方案有如下选择[10]：

- 单独注射 PRP（每 2 ~ 3 周注射一次，持续 12 周）
- 注射 PRP 加达肝素和鱼精蛋白微粒（每 2 ~ 3 周注射一次，持续 12 周）
- 注射 PRP 加孕酮（每 4 周注射一次，持续 24 周；然后每 8 ~ 12 周注射一次，不限期）
- 注射 PRP 加 CD34+ 细胞（每 3 个月注射一次）

单独注射 PRP 以及与达肝素和鱼精蛋白联合使用时，已证实其通过显著增加毛囊周围胶原蛋白、成纤维细胞数量和毛囊周围的血管新生，从而增加治疗后毛发的平均数量[12]。在联合 PRP、达肝素和鱼精蛋白治疗的人群中还观察到毛发直径的明显增粗[13]。PRP 与孕酮联合使用可抑制 5α- 还原酶活性，从而可同时抑制 DHT 的合成并促进毛发生长。据报道，PRP 联合 CD34+ 细胞治疗后，患者毛发的数量、厚度、密度和美观度都有所增加[10]。

并发症

- 血肿（针刺损伤）
- 水肿（针刺损伤）
- 红斑（针刺损伤）
- 感染（未严格执行无菌操作）

生长因子诱导疗法

生长因子是与细胞膜表面受体结合的蛋白质，其主要功能是激活细胞活性。作为细胞间的化学信使，其在细胞增殖中发挥了重要作用，有报道称使用后可改善毛发的再生。有学者已经提出一些治疗策略，包括促进毛囊再生和逆转导致脱发的病理机制[14]。

从转基因成纤维细胞系中获得的人源性生长因子已被广泛用于毛发再生修复的医美领域，并获得 FDA 的批准（AQ 皮肤溶液）。细胞在浓缩培养基中生长以合成高纯度的生长因子，随后收集成纤维细胞合成的生长因子、细胞因子、白细胞介素和其他多肽，并从细胞培养液中纯化。生长因子诱导疗法（growth factor induced therapy，GFIT）的活性成分包括：

- 转化生长因子（transforming growth factors，TGF）β 1、2 和 3 有助于促进细胞趋化，抑制基质降解，并刺激糖胺聚糖的合成。
- 粒细胞 - 巨噬细胞集落刺激因子可改善白细胞功能，激活中性粒细胞、嗜酸性粒细胞和单核细胞，并刺激造血细胞系的增殖与分化。
- 白细胞介素（interleukins，IL）-3、6、7 和 8 有助于调节细胞稳态并作为抗炎因子发挥作用。

对于那些 PRP 治疗无效或被认为不适合接受 PRP 治疗的人群（例如吸烟者），GFIT 可能是更合适的选择。该治疗是通过微针（0.8 mm）将高浓缩精华液输送至靶区域。已证实微针治疗结合生长因子和活性成分在改善毛发生长方面展现出一定的前景[15]。通常需要每周进行治疗，持续 10 次，第 5 次治疗后暂停 2 周。根据患者病情的发展，重复 GFIT 治疗也非常安全。

并发症

- 水肿（微针损伤）
- 红斑（微针损伤）
- 感染（未严格执行无菌操作）

掩饰和手术治疗

适用人群

- 有毛发稀疏和重度脱发表现者
- 有大面积的秃发者
- 其他治疗方式无效者
- 受累区域无活性毛囊者
- 周围区域有活性毛囊者
- 期望治疗后出现更明显、快速的效果者

头皮微创染色治疗

头皮微创染色（scalp micropigmentation，SMP）治疗是一种医用文身技术，通过在头皮上文刺小黑点以模拟毛囊外观。该治疗将医疗级墨汁（考虑到头皮解剖和生理学原理制造）文刺于真皮浅层，效果预计可持续 3 ~ 7 年（通常平均为 5 年）[16]。色素文刺的深度是 SMP 治疗成功的关键。如果墨汁文刺得太深，它会移位而导致一个生硬、不自然的外观；如果墨汁文刺得太浅，效果就会在数周内消退。

文刺颜色的渐变通常对应于发际线并延续至现有的毛发，以创造一个无缝衔接的自然效果。效果的维持时间取决于生活方式和阳光照射，那些生活习惯不健康或长时间暴露于阳光下的人群通常维持时间更短。该治疗可分 3 ~ 4 次进行，使墨汁在每个疗程后进行沉积[16]。效果即刻可见，但一个完整的治疗大约需要 6 周。每次操作一小块脱发区域或一小块瘢痕需要 30 ~ 60 分钟，操作完整个头皮则需数小时[16-17]。SMP 治疗适用于任何脱发阶段的男性和女性，对于各种脱发都是可行的选择，例如雄激素性脱发和中心离心性瘢痕性脱发（central centrifugal cicatricial alopecia，CCCA）。

SMP 治疗也用于掩饰手术或创伤所致的瘢痕，如毛发移植、烧伤或外伤后的毛囊单位移植（follicular unit transplantation，FUT）条状瘢痕[17]。SMP 治疗也可有效联合其他毛发修复治疗，密度错觉在上述部位有助于获得治疗效果。对于不适合其他修复治疗如毛囊单位提取（follicular unit extraction，FUE）治疗的患者，SMP 治疗可作为一种理想的替代治疗方案[16-17]。男性患者接受完整的 SMP 治疗后可给人一种头发浓密且随时可剃成短发的错觉，也可与毛发稀疏的部位融为一体。女性患者接受 SMP 治疗后可覆盖裸露的头皮、后移的发际线或由于女性型脱发而暴露头皮的部位。

并发症

- 血肿（针刺损伤）
- 水肿（针刺损伤）
- 红斑（针刺损伤）

- 感染（未严格执行无菌操作）
- 对染料的超敏或过敏反应
- 外观不自然（墨汁文刺深度有误）

毛发移植

毛发移植有两种采集毛发的方法（FUT 和 FUE）。虽然它们目标相同，即将健康毛囊从一个区域（供区部位）移植至另一个区域（受区部位），但收集毛囊的方式区别很大。

自 1959 年有学者首次描述 FUT 后，其就为毛发移植提供了思路，毛发移植的适应证也一直在不断拓展。有时 FUT 也被称为"条带"手术，是指从供区切下一小条带毛发的皮肤。在高倍显微镜下，条带被切割成单独的毛囊单位，接着每个移植物被单独移植到受区部位[18]。采集过程造成的皮肤缺损可以缝合或用皮钉闭合，愈合后会形成细线状瘢痕。FUT 使得一次操作可安全采集大量的毛囊或移植物，并保留了患者在未来需要时接受进一步手术的基础。该手术以 95%～98% 的持续高增长率而受到广泛应用[18]。然而，该手术可能并不适用于头皮张力高的患者，因为术后会遗留永久性线状瘢痕。

FUE 使用直径为 0.8～1 mm 的打孔器来提取毛囊单位。由于每个毛囊单位都是逐个提取，FUE 手术更耗时费力，术后效果很大程度上依赖于手术医生的技术水平；与 FUT 相比，单次采集的移植物数量会更少[19]。提取后用镊子从头皮组织中分离单个毛囊，然后在显微镜下检查并移植至受区部位。分离毛囊可能会降低移植物的质量，因此与 FUT 相比，效果可能相对不稳定。每个供区部位形成的小孔保持开放并最终愈合成点状瘢痕。FUE 的优点包括适合于头皮张力高的患者、患者舒适度更高以及瘢痕细小且几乎不可见[20]。

并发症

- 瘢痕（尤其在供区）
- 血肿（手术创伤）
- 水肿（手术创伤）
- 红斑（手术创伤）
- 感染（未严格执行无菌操作）
- 移植物排斥反应（移植物不能在受区部位生长）
- 伤口延迟愈合（由于糖尿病等潜在疾病）
- 缝合线排异（罕见并发症）
- 持续性疼痛——神经痛、神经瘤和感觉减退（由于切口较深）

案例 1

年龄：32 岁。

性别：女性。

主诉：严重瘢痕性脱发。

治疗方案

SMP 治疗（3 个步骤）。

效果

有头发浓密且可随时剃成短发的错觉（图 10.4）。

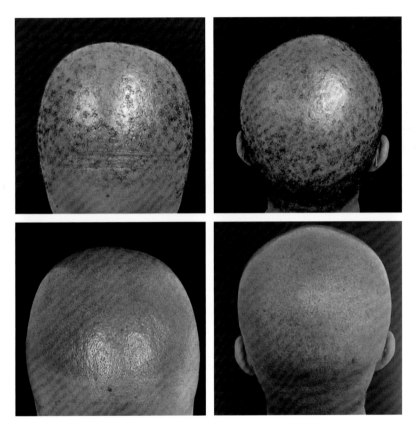

图 10.4 上排：SMP 治疗前，前面观（左）和后面观（右）。下排：SMP 治疗后，前面观（左）和后面观（右）

案例 2

年龄：27 岁。

性别：男性。

主诉：由于 FUE 手术失败而遗留瘢痕。虽然可进行第二次 FUE 手术，但仍有心理阴影且不再考虑手术治疗。

评级（治疗前）

三级（Norwood 分级）。

治疗方案

SMP 治疗（单次治疗后的术后照）。

评级（治疗后）

一级（Norwood 分级）。

效果

瘢痕区有活性毛囊，有头发浓密且可随时剃成短发的错觉（图 10.5）。

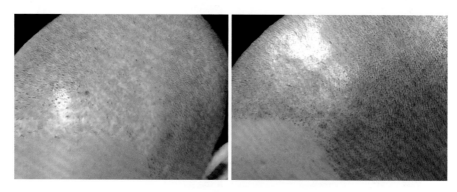

图 10.5 SMP 治疗前（左）及治疗后（右）左额部和鬓角的发际线

案例 3

年龄：26 岁。

性别：女性。

主诉：即使毛发移植后头发仍稀疏。既往尝试过米诺地尔和口服营养剂，但疗效不佳。

评级（治疗前）

二级（Ludwig 分级）。

治疗方案

使用 AQ 皮肤溶液行 GFIT 修复再生头发（共 10 次）。

评级（治疗后）

一级（Norwood 分级）。

效果

头发的厚度和质量改善。治疗期后疗效仍持续显现（图 10.6）。

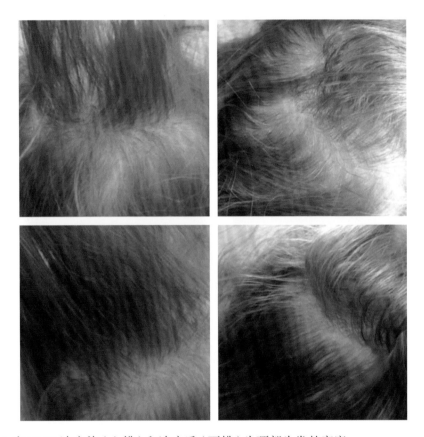

图 10.6　10 次 GFIT 治疗前（上排）和治疗后（下排）头顶部头发的密度

案例 4

年龄：29 岁。

性别：男性。

主诉：雄激素性脱发。患者拒绝尝试米诺地尔或非那雄胺治疗。

评级（治疗前）

四级（Norwood 分级）。

治疗方案

使用 AQ 皮肤溶液行 GFIT 修复再生头发（共 10 次）。

评级（治疗后）

三级 - 头顶部（Norwood 分级）。

效果

头发密度改善，发际线恢复。治疗期后疗效仍持续显现（图 10.7）。

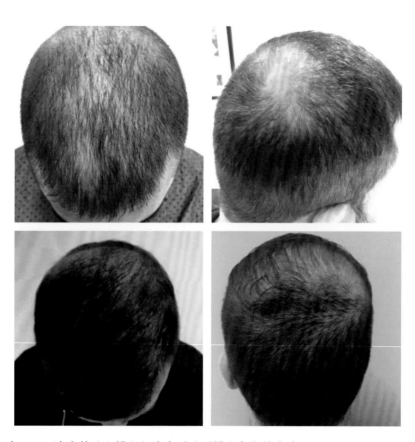

图 10.7　10 次 GFIT 治疗前（上排）和治疗后（下排）头发的密度

参考文献

1. Phillips TG, Slomiany WP, Allison R, "Hair loss: Common causes and treatment," American Family Physician, vol. 96, no. 6, pp. 371–378, 2017.
2. Vañó-Galván S, "Frequency of the types of alopecia at twenty-two specialist hair clinics: A multicenter study," Skin Appendage Disorders, vol. 5, no. 5, pp. 309–315, 2019.
3. Suchonwanit P, Thammarucha A, Leerunyakul K, "Minoxidil and its use in hair disorders: A review," Drug Design, Development and Therapy, vol. 9, no. 13, pp. 2777–2786, 2019.
4. Gupta AK, Foley KA, "5% Minoxidil: Treatment for female pattern hair loss," Skin Therapy Letter, vol. 9, no. 6, pp. 5–7, 2014.
5. Mysore V, Shashikumar BM, "Guidelines on the use of finasteride in androgenetic alopecia," Indian Journal of Dermatology, Venereology and Leprology, vol. 82, no. 2, pp. 128–134, 2016.
6. Motofei IG, Rowland DL, Tampa M, et al. "Finasteride and androgenic alopecia; from therapeutic options to medical implications," Journal of Dermatological Treatment, vol. 31, no. 4, pp. 415–421, 2020.
7. Carreño-Orellana N, Moll-Manzur C, Carrasco-Zuber JE, Álvarez-Véliz S, Berroeta-Mauriziano D, Porras-Kusmanic N, "Finasteride adverse effects: An update," Revista Medica de Chile, vol. 144, no. 12, pp. 1584–1590, 2016.
8. Hu AC, Chapman LW, Mesinkovska NA, "The efficacy and use of finasteride in women: A systematic review," International Journal of Dermatology, vol. 58, no. 7, pp. 759–776, 2019.
9. Lee SW, Juhasz M, Mobasher P, Ekelem C, Mesinkovska NA, "A systematic review of topical finasteride in the treatment of androgenetic alopecia in men and women," Journal of Drugs in Dermatology, vol. 17, no. 4, pp. 457–463, 2018.
10. Emer J, "Platelet-rich plasma (PRP): Current applications in dermatology," Skin Therapy Letter, vol. 24, no. 5, pp. 1–6, 2019.
11. Rodrigues BL, Montalvão SAL, Cancela RBB, "Treatment of male pattern alopecia with platelet-rich plasma: A double-blind controlled study with analysis of platelet number and growth factor levels," Journal of the American Academy of Dermatology, vol. 80, no. 3, pp. 694–700, 2019.
12. Leo MS, Kumar AS, Kirit R, Konathan R, Sivamani RK, "Systematic review of the use of platelet-rich for aesthetic dermatology," Journal of Cosmetic Dermatology, vol. 14, no. 4, pp. 315–323, 2015.
13. Takikawa M, Nakamura S, Nakamura S, et al. "Enhanced effect of platelet rich plasma containing a new carrier on hair growth," Dermatologic Surgery, vol. 37, no. 12, pp. 1721–1729, 2011.
14. Gentile P, Garcovich S, "Advances in regenerative stem cell therapy in androgenic alopecia and hair loss: Wnt pathway, growth-factor, and mesenchymal stem cell signaling impact analysis on cell growth and hair follicle development," Cells, vol. 8, no. 5, p. 466, 2019.
15. Fertig RM, Gamret AC, Cervantes J, Tosti A, "Microneedling for the treatment of hair loss?," Journal of the European Academy of Dermatology and Venereology, vol. 32, no. 4, pp. 564–569, 2018.
16. Rassman WR, Pak JP, Kim J, "Scalp micropigmentation: A useful treatment for hair loss," Facial Plastic Surgery Clinics of North America, vol. 21, no. 3, pp. 497–503, 2013.
17. Rassman WR, Pak JP, Kim J, Estrin NF, "Scalp micropigmentation: A concealer for hair and scalp deformities," The Journal of Clinical and Aesthetic Dermatology, vol. 8, no. 3, pp. 35–42, 2015.
18. Jiménez-Acosta F, Ponce I, "Follicular unit hair transplantation: Current technique," Actas Dermosifiliográficas, vol. 101, no. 4, pp. 291–306, 2010.
19. Sharma R, Ranjan A, "Follicular unit extraction (FUE) hair transplant: Curves ahead," Journal of Maxillofacial and Oral Surgery, vol. 18, no. 4, pp. 509–517, 2019.
20. Kerure AS, Patwardhan N, "Complications in hair transplantation," Journal of Cutaneous and Aesthetic Surgery, vol. 11, no. 1, pp. 182–189, 2018.

第11章 非手术和手术治疗技术的权衡

面部年轻化的临床治疗需要医生全面掌握治疗技术，并对每个患者进行个性化分析。如第1章中所述，患者筛选是医美治疗成功与否的关键因素之一。大多数患者想要外观焕然一新，细致的咨询有助于确定适合的治疗方案。另一个重要因素是知晓非手术治疗的局限性，并充分了解手术治疗的效果。虽然多数情况下首选非手术治疗，但也有某些预期或疗效只能通过手术治疗来实现。

由于人体不同结构（骨骼、韧带、肌肉、脂肪和皮肤）之间的相互影响具有复杂性，面部和颈部区域是人体最为复杂的部位之一。衰老发生于所有的面部结构，但与衰老相关的变化在每个特定结构、不同种族以及遗传背景的个体之间的发生和发展速度不同。因此，试图恢复一张年轻态的面容，掌握与衰老相关的解剖学知识至关重要。

我们将在本章探讨手术和非手术方法如何帮助患者实现他们的个性化审美目标，特别是在需要不止一种治疗方式的复杂情况下。虽然手术和非手术技术之间存在一些交叉，但对于不同的治疗方式，其适应证仍有很大的不同。一种综合的整体治疗方案可能有助于这些患者获得更好的美学效果，并避免出现不自然的外观。此外，非手术治疗也可用于维持手术治疗的疗效。本章中介绍的特殊临床案例强调了为每位患者制订个性化治疗方案（包含多种手术和非手术治疗技术）的重要性，基于"破圈思考"的理念将面部年轻化治疗推向一个新的水平。

面部衰老概述

皮肤衰老

皮肤是一个覆盖整个体表的复杂器官。衰老皮肤的特征包括皱纹、色素沉着、松弛增加和容量缺失等表现。各种内外因素导致这些变化的发生。因此，掌握皮肤的组织学和生理学知识（如第2章中讨论的）有助于更深入地理解与时程性老化和光老化相关的皮肤改变，也有助于医生为患者提供更满意的美容效果和功能修复[1]。

肌肉、韧带和脂肪室衰老

浅表肌肉腱膜系统（superficial muscular-aponeurotic system, SMAS）是一层由肌纤维、筋膜、脂肪和纤维肌肉层组成的纤维网络。通过独特的成分和结构连接面部肌肉与皮肤，其有助于协调面部肌肉的收缩，并为面部表情提供运动功能。面部支持韧带作为锚定点，将皮肤和深层组织固定于面部骨骼上[1-3]。随着时间推移，面部深层结构通常会在这些锚定点处凹陷和堆积，产生褶皱和下垂，加重面部衰老的外观。面颈部存在多个脂肪室[4-5]，其通常会出现容量缺失，并随衰老而移位。随着时间推移，面部肌肉的肌张力也会增加，久之可致肌肉短缩、肌力减弱和外形僵直。

面部骨骼衰老

面部骨骼结构为覆盖其上的软组织提供支撑。然而，随着年龄增长，面部骨骼会发生形态变化，特别是眶周（眼窝通常随衰老而变宽大）。所含的成分、强度和容量也随着时间推移而开始减少，因此会对面部外观造成负面影响[1-5]。

个性化整体临床评估体系

面部医美诊疗的决策过程并不简单，通常会受到医生因素（例如知识、技能和专业）和患者因素（例如生活方式、预算、休工期和预期）的共同影响。为患者提供的治疗方案应基于专业经验、体格检查、患者状态以及治疗前真实、全面而科学的咨询为指导。

图 11.1 和图 11.2 中的体系是基于多年临床经验和与患者的交流建立起来的，可作为临

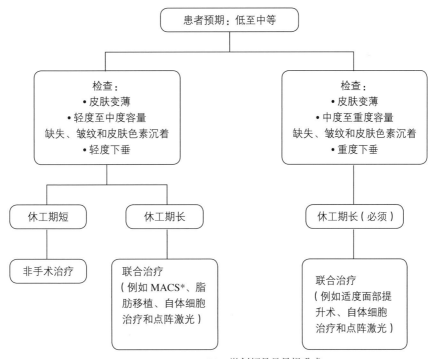

*MACS：minimal access cranial suspension lift，微创颅骨悬吊提升术

图 11.1 该体系建议用于低至中等治疗预期的患者（Courtesy of Prof. Mehmet Veli Karaaltin and Mr. Adnan Erdem.）

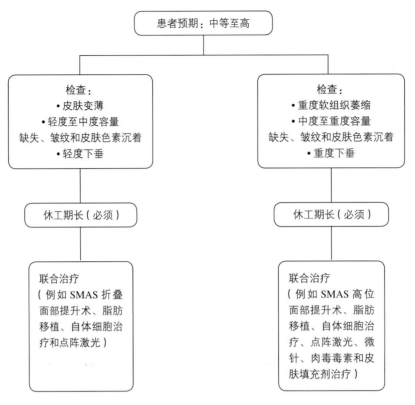

图 11.2 该体系建议用于中等至高治疗预期的患者 (Courtesy of Prof. Mehmet Veli Karaaltin and Mr. Adnan Erdem.)。注：SMAS= 表浅肌肉腱膜系统

床实践的实用指南，用于满足患者预期。在强调手术和非手术技术适应证的同时，更重要的是这两类技术可联合使用。

综合考量

自体脂肪或皮肤填充剂?

容量缺失是时程性老化的一种常见表现，而恢复缺失的容量在恢复年轻容貌中发挥了重要作用。面部填充治疗技术有两种选择：皮肤填充剂和自体脂肪移植。虽然自体脂肪注射技术与皮肤填充剂注射技术非常相似，但两者各有优缺点，很难判定哪种最适合患者。脂肪注射通常效果会更持久；然而由于无法获得受区血供，大约 50% 的移植脂肪会在数月内流失。如前几章所述，可通过脂肪组织与富血小板血浆（PRP）或自体细胞联合治疗（例如脂肪来源的基质血管组分细胞）来降低其发生率。由于提取脂肪的过程属于外科手术操作（特别是需要大量脂肪的病例），其恢复期较长，通常会导致患者的治疗费用更高。而真皮填充剂易于获取，恢复期更短。但是，注射皮肤填充剂的效果短暂，如需大量注射，皮肤填充剂可能比自体脂肪移植更为昂贵。通常需要一个有助于选择何种技术的"临界点"，这可能会受多种因素的影响，如所需的填充量、治疗费用、使用自体组织的意愿及预期的高低。在某些情况下，上述两种治疗技术可能都是整体治疗方案中的一部分，例如部分患者可能会考虑选择脂肪移植作为初始治疗，随后注射皮肤填充剂以获得所需的美学外观。

面部年轻化与脂肪室复位和增容

一些研究证实了面颈部脂肪室的时程性改变及其对面部年轻化治疗的临床意义[4-5]。有些脂肪室容量会增加，另一些则会随时间推移而失去容量。这在不同个体和不同种族间并非一致。容量"位移"导致"剪切"效应。随时间推移，面颈部形态逐渐变得不清晰且不平滑，导致下垂的外观。脂肪室复位和增容的理念是指对适当部位进行容量的增加或减少以及复位软组织。正如以下案例所展示的，使用脂肪来源的基质血管组分细胞和 PRP 可进一步提高这一强大治疗理念所产生的效果[6]。

案例 1

患者，女性，41 岁，2 年前接受减肥手术，主诉面部皮肤和软组织下垂渐进性加重以及中面部脂肪萎缩。由于职业原因，她拒绝行开放性手术，故而接受脂肪室复位和基质血管组分治疗。治疗后可见中面部、颧骨外侧、颊前脂肪、眼轮匝肌后脂肪（retroorbicularis oculi fat, ROOF）、眼轮匝肌下脂肪（superficial orbicularis oculi fat, SOOF）、眶上脂肪、额区脂肪室、下颌缘脂肪和鼻唇沟区容量增加。采用结构性脂肪移植联合酶分离制备的基质血管组分细胞进行容量填充（Biotrend Inc., Beauty Cell CE. Istanbul, Turkey）。颏下脂肪室、颈阔肌下脂肪室和下颌脂肪室则进行减容（图 11.3 和图 11.4）。

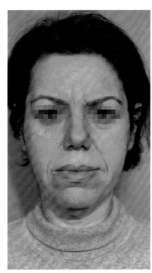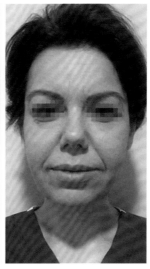

图 11.3　患者治疗前（左）和治疗后（右）正面观（Courtesy of Prof. Mehmet Veli Karaaltin and Mr. Adnan Erdem）

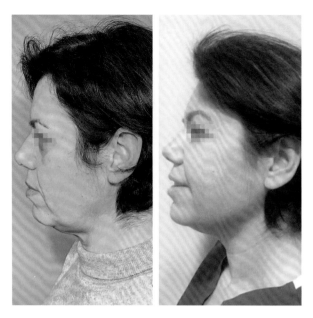

图 11.4 患者治疗前（左）和治疗后（右）侧面观（Courtesy of Prof. Mehmet Veli Karaaltin and Mr. Adnan Erdem）

案例 2

患者，女性，43 岁，主诉重颏畸形和下颌线轮廓不清。通过颗粒脂肪和纳米脂肪移植增容颏前脂肪室，对颏下、颈阔肌下和下颌区进行吸脂治疗。治疗后获得令人满意的面部温和提升的年轻化效果（图 11.5）。

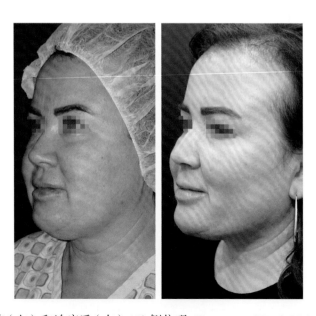

图 11.5 患者治疗前（左）和治疗后（右）45° 侧位观 (Courtesy of Prof. Mehmet Veli Karaaltin and Mr. Adnan Erdem)

案例 3

患者，68 岁，有面部衰老表现，因恶性肿瘤接受全腮腺切除术，术后放疗 5 年。患者接受腮腺窝内单次颗粒脂肪注射以治疗 Frey 耳颞综合征。由于损伤面神经的风险较高，故未进行面部提升术。患者还接受了颏下和下颌区减容，以及中面部、眶前、额部、颧骨外侧、下颌缘及颊区的脂肪填充（图 11.6）。

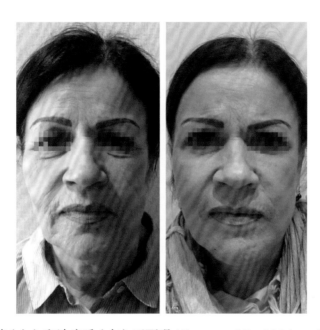

图 11.6　患者治疗前（左）和治疗后（右）正面观 (Courtesy of Prof. Mehmet Veli Karaaltin and Mr. Adnan Erdem)

知晓填充治疗的局限性和治疗边界

自体颗粒脂肪移植或皮肤填充剂行无创填充治疗时，最常见的错误之一是治疗区选择不当，导致出现过度填充或"有治疗痕迹"的外观。面颈部由 10 个不同的脂肪室组成，每个脂肪室被韧带包裹并被隔膜分隔[4]。因此，评估每个脂肪室的状态及其与邻近脂肪室和重叠区域的关系至关重要。填充治疗应仅在需要容量补充的特定区域进行以达到最佳疗效。治疗还要考虑面部比例、平衡和整体和谐，以及其他导致衰老的因素（如皮肤、肌肉和骨骼的变化）。

填充治疗补偿和逆转骨骼衰老变化

骨骼萎缩和牙列不齐加速了衰老征象的出现。一些研究证实，上颌突度及梨状角随年龄增长而减小。由于下方的上颌骨提供了鼻周的基础投影，故这些骨骼的变化可能导致出现面中部衰老，如明显的鼻唇沟、面部凹陷、牙列不齐以及鼻部的衰老外观[7]。进行面部年轻化治疗（手术或非手术）应考虑以下要点：

- 眶周区衰老涉及骨骼变化，如骨骼后缩及上内侧和下外侧眶距变宽（如第 4 章中所述）。
- 上颌骨和颧骨区的后缩率是平行的。
- 随着年龄的增长，鼻部变长，鼻尖突度减小，鼻翼后缩[7]。
- 下颌角点间距和下颌支宽度无明显时程性老化，而下颌骨的高度和长度减小[8]。
- 负向量。

如第 4 章中所述，当眼球最前方位置突出超过颧突时，存在一个负向量。事实上，面部的负向量是面部年轻化治疗中另一个具有挑战性的问题。突出的眼球或颧区萎缩会导致眶周区的负向量，任何未首先纠正负向量的情况下进行的医美治疗都有可能加重患者的衰老外观。这类患者的骨骼结构、下眼睑、颧脂肪垫以及相关韧带必须单独进行评估和治疗[9]。

Benjamin Button 效应

受流行动作电影的启发，Benjamin Button 效应被用来描述通过微创治疗获得更年轻、更有吸引力、外观更自然的疗效[10]。同样的理念也可应用于手术与非手术技术的联合。开放性面部提升术后可联合非手术治疗，以提高疗效并延长疗效的维持时间（图 11.7 和图 11.8）。

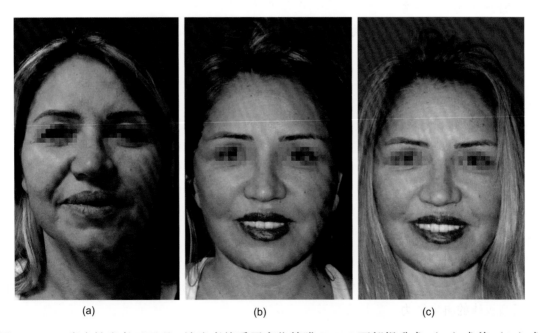

(a)　　　　　(b)　　　　　(c)

图 11.7　50 岁女性患者正面观。该患者接受了高位筋膜 SMAS 面部提升术：（a）术前；（b）术后 2 年，52 岁（接受居家治疗，定期就诊并接受非手术治疗，使用医学护肤品）；（c）术后 6 年，56 岁（Courtesy of Prof. Mehmet Veli Karaaltin and Mr. Adnan Erdem）

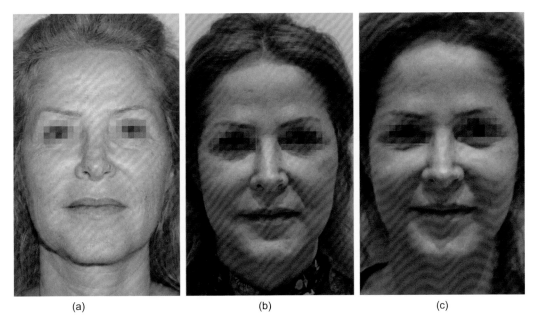

(a)　　　　　　　　　(b)　　　　　　　　　(c)

图 11.8　57 岁女性患者正面观。该患者接受了高位筋膜 SMAS 面部提升术：（a）术前；（b）术后 2 年，59 岁（接受居家治疗，定期就诊并接受非手术治疗，使用医学护肤品）；（c）术后 4 年，61 岁 (Courtesy of Prof. Mehmet Veli Karaaltin and Mr. Adnan Erdem)

医生通常会建议接受美容手术的患者每天使用家用微针（1 mm）联合外用脂质体表皮生长因子 10 分钟，持续 1 个月[6,11-12]。这种居家治疗方案每年重复一次，同时持续定期门诊就诊并结合非手术治疗，如肉毒毒素注射和皮肤换肤术治疗，以及持续使用医学护肤品。

抗衰理念、再生医学和面部提升术治疗面部创伤

道路交通事故和其他打击所造成的诸如面部创伤的情况可能会使患者外观出现显著改变，从而导致衰老进程加速，这与患者实际年龄无关。整形手术、再生医学和抗衰治疗的联合应用有助于医生在这种极具挑战性的情况下获得最佳的美容效果。

大多数情况下，面部皮肤都会直接受到创伤的影响。除了导致表面不规则和瘢痕外，由于机体变化和脂肪萎缩，皮肤弹性也会降低，从而加速了组织下垂的趋势。此外，色素沉着和其他外观变化也会进一步损害患者的容貌。在制订治疗方案时，应仔细评估上述所有因素。联合整形手术和非手术治疗方法（例如生长因子诱导疗法、PRP 和自体细胞治疗）可提高机体的再生能力。这种修复潜力可对患者的整体健康和生活质量产生显著影响[13-14]（图 11.9）。

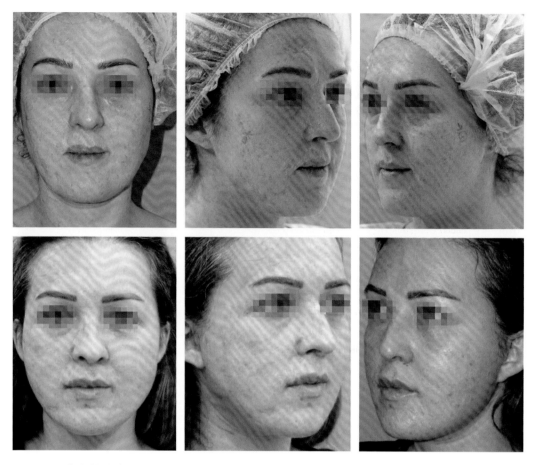

图 11.9 27 岁女性患者的正面和 45° 侧位视图，该患者因早衰表现（发生交通事故后）行整形外科面部提升术，结合微晶磨削术、真皮层微脂肪移植、纳米脂肪移植、表皮生长因子注射（SP1-EGF、Bioceltran、韩国）和表皮细胞悬浮液（ReCell Avita Medical Inc.，英国）的治疗。上排是术前照片，下排是联合治疗后 6 个月的照片（由 Prof. Mehmet Veli Karaaltin 和 Mr. Adnan Erdem 提供）

结语

　　面部外观通常是人体内在健康状态的反映。事实上，它们通常是相互关联的，相互之间可产生直接影响。无论患者既往病史和临床表现如何，面部美容治疗的从业人员都有责任帮助患者改善外观，以与其真实的内在状态相匹配。选择哪些治疗技术来达成这一目标取决于我们的知识和技能，以及对可选择的治疗方案及其最终疗效的理解和认知。

参考文献

1.　Alghoul M, Codner MA, "Retaining ligaments of the face: Review of anatomy and clinical applications," Aesthetic Surgery Journal, vol. 33, no. 6, pp. 769–82, 2013.
2.　Charafeddine AH, Drake R, McBride J, Zins JE, "Facelift: History and anatomy," Clinics in Plastic Surgery, vol. 46, no. 4, pp. 505–513, 2019.

3. Seo YS, Song JK, Oh TS, Kwon SI, Tansatit T, Lee JH, "Review of the nomenclature of the retaining ligaments of the cheek: Frequently confused terminology," Archives of Plastic Surgery, vol. 44, no. 4, pp. 266–275, 2017.

4. Rohrich RJ, Pessa JE, "The fat compartments of the face: Anatomy and clinical implications for cosmetic surgery," Plastic and Reconstructive Surgery, vol. 119, no. 7, pp. 2219–2227, 2007.

5. Gassman AA, Pezeshk R, Scheuer JF 3rd, Sieber DA, Campbell CF, Rohrich RJ, "Anatomical and clinical implications of the deep and superficial fat compartments of the neck," Plastic and Reconstructive Surgery, vol. 140, no. 3, 405e–414e, 2017.

6. Charles-de-Sá L, Gontijo-de-Amorim NF, Maeda Takiya C, et al. "Antiaging treatment of the facial skin by fat graft and adipose-derived stem cells," Plastic and Reconstructive Surgery, vol. 135, no. 4, pp. 999–1009, 2015.

7. Paskhover B, Durand D, Kamen E, Gordon NA, "Patterns of change in facial skeletal aging," JAMA Facial Plastic Surgery, vol. 19, no. 5, pp. 413–417, 2017.

8. Mendelson B, Wong C-H, "Changes in the facial skeleton with aging: Implications and clinical applications in facial rejuvenation," Aesthetic Plastic Surgery, vol. 36, no. 4, pp. 753–760, 2012.

9. Mommaerts MY, "Definitive treatment of the negative vector orbit," Journal of Cranio-Maxillofacial Surgery, vol. 46, no. 7, pp. 1065–1068, 2018.

10. Waldorf HA, "Benjamin button effect: Recognizable rejuvenation," Journal of Drugs in Dermatology, vol. 16, no. 6, pp. s74–s76, 2017.

11. Harris AG, Naidoo C, Murrell DF, "Skin needling as a treatment for acne scarring: An up-to-date review of the literature," International Journal of Women's Dermatology, vol. 1, no. 2, pp. 77–81, 2015.

12. Ternullo S, Basnet P, Holsæter AM, Flaten GE, de Weerd L, Škalko-Basnet N, "Deformable liposomes for skin therapy with human epidermal growth factor: The effect of liposomal surface charge," European Journal of Pharmaceutical Sciences, vol. 125, pp. 163–171, 2018.

13. Sarangal R, Yadav S, Sakral A, Dogra S, "Noncultured epidermal-melanocyte cell suspension and dermal-fat grafting for the reconstruction of an irregular, atrophic, and depigmented forehead scar: An innovative approach," Journal of Cosmetic Dermatology, vol. 14, no. 4, pp. 332–335, 2015.

14. Tresoldi MM, Graziano A, Malovini A, Faga A, Nicoletti G, "The role of autologous dermal micrografts in regenerative surgery: A clinical experimental study," Stem Cells International, Sep. 8 2019, 9843407.